A VIDA SECRETA DA ÁGUA

Masaru Emoto

A VIDA SECRETA
DA ÁGUA

Tradução
DENISE DE C. ROCHA DELELA

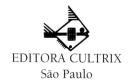

EDITORA CULTRIX
São Paulo

Título original em japonês: *Mizu wa kotae wo shitteiru 2*.

Copyright © 2003 Masaru Emoto.

Original publicado em japonês pela Sunmark Publishing, Inc., Tóquio, Japão.

Publicado mediante acordo com Sunmark Publishing, Inc. através da InterRights, Inc., Tóquio, Japão.

A tradução para o português é baseada na edição em inglês publicada sob o título *The Secret Life of Water*, pela Beyond Words Publishing, Inc., Hillsboro, Oregon, USA www.beyondword.com.

Todos os direitos reservados. Nenhuma parte deste livro pode ser reproduzida ou usada de qualquer forma ou por qualquer meio, eletrônico ou mecânico, inclusive fotocópias, gravações ou sistema de armazenamento em banco de dados, sem permissão por escrito, exceto nos casos de trechos curtos citados em resenhas críticas ou artigos de revistas.

A Editora Pensamento-Cultrix Ltda. não se responsabiliza por eventuais mudanças ocorridas nos endereços convencionais ou eletrônicos citados neste livro.

As informações contidas neste livro são meramente didáticas. O autor e os editores não se responsabilizam pelo uso ou mau uso dessas informações.

Dados Internacionais de Catalogação na Publicação (CIP)
(Câmara Brasileira do Livro, SP, Brasil)

Emoto, Masaru
  A vida secreta da água / Masaru Emoto ; tradução Denise de C. Rocha Delela. — São Paulo : Cultrix, 2006.

  Título original: The secret life of water
  ISBN 85-316-0953-4

  1. Antroposofia 2. Água — Filosofia 3. Água — Qualidade 4. Saúde — Promoção I. Título.

06-6187   CDD-613

Índices para catálogo sistemático:
1. Água : Mensagens : Promoção da saúde 613

O primeiro número à esquerda indica a edição, ou reedição, desta obra. A primeira dezena à direita indica o ano em que esta edição, ou reedição, foi publicada.

Edição   Ano
1-2-3-4-5-6-7-8-9-10-11   06-07-08-09-10-11-12-13-14

Direitos de tradução para o Brasil
adquiridos com exclusividade pela
EDITORA PENSAMENTO-CULTRIX LTDA.
Rua Dr. Mário Vicente, 368 — 04270-000 — São Paulo, SP
Fone: 6166-9000 — Fax: 6166-9008
E-mail: pensamento@cultrix.com.br
http://www.pensamento-cultrix.com.br
que se reserva a propriedade literária desta tradução.

*O universo, silêncio, um mundo estendendo-se por
toda a eternidade*
    Eles vieram de muito longe, centenas e milhares de blocos de gelo, vagando pelo espaço sideral. Depois de uma longa viagem pela vastidão de estrelas e planetas, a grande jornada está prestes a chegar ao fim.

A Terra, verde-esmeralda, brilha radiante
    Ao se aproximar da Terra, o gelo entra na atmosfera e começa a se fragmentar. Aos poucos vai ficando cada vez menor, espalha-se e então, finalmente, esparrama-se pelo solo.

Nuvens, ornamentos celestes, obras de arte em evolução
    Quando as partículas de gelo caem num determinado ponto, transformam-se numa tênue cortina de névoa e se espalham pelo céu, formando um imenso tapete branco sobre a Terra. Nasce uma nuvem.

*Chuva, cristais de água precipitam-se sobre as plantas,
umedecendo-as delicadamente*
    A chuva cai, fertilizando a terra – as florestas, os campos, as flores. A água é absorvida pela terra e só volta à superfície eras depois, na forma de nascentes.

O rio, respingando água, brilhando ao sol, fluindo magnânimo
    A princípio um córrego lamacento, que aos poucos se transforma num rio de águas gorgolejantes correndo entre campinas – caminhos d'água por onde trafega a vida.

*Praias de areia fofa, céu azul, um oceano fulgurante
refletindo o sol, ondas de espuma*
    Eras atrás, foi onde tudo começou. O oceano deu à luz a vida e a vida surgiu sobre a Terra, criando um novo dia – o nascimento de uma cultura alvoroçada.

Sereno da madrugada, gotículas escorrem pelos veios
das folhas verdes
    Água, na sua forma mais pura e bela, em suspensão no ar fresco da manhã em meio à vegetação, fazendo surgir a névoa.

Ao lado do poço, fresco e agradável, a risada das crianças
    As crianças dividem uma melancia. As plantas sugam a umidade da terra, presenteando-nos com um fruto doce. A água do poço é fresca e deliciosa.

Fábricas, chaminés, fumaça preta, garrafas plásticas
descartadas
    Em algum lugar ao longo do caminho, nós nos esquecemos do quanto apreciamos a água. A água das nascentes está poluída e a água da torneira não tem mais um gosto bom; temos de recorrer à água engarrafada.

O novo século, uma nova guerra, esperança e desespero
    Talvez a poluição da água não seja nada mais do que a poluição da alma humana. A sociedade moderna já foi longe demais. O que será de nós agora?

Cristais de água, diamantes reluzentes, uma nova
esperança, o início de uma nova aventura

SUMÁRIO

Introdução........9

CAPÍTULO 1

Em sintonia com o hado da felicidade......17

CAPÍTULO 2

A melodia de cura da água......37

CAPÍTULO 3

Ciclos da água e ciclos da vida......57

CAPÍTULO 4

A maravilha do hado:
explicando o inexplicável.....101

CAPÍTULO 5

O nosso mundo e a nossa água transformados
pela oração.....119

Epílogo......141

INTRODUÇÃO

Desde a minha primeira coleção de fotografias de cristais de água, apresentada no livro *Messages from Water* [Mizu kara no dengen ou As Mensagens da Água], eu percebi que esses livros sobre a água têm um poder estranho e surpreendente. Eles criam asas e vão além das fronteiras conhecidas, chegando a terras distantes, onde causam um enorme impacto. Levam as pessoas a ver as coisas de um ponto de vista diferente, e eu muitas vezes sou convidado a dar palestras para essas pessoas que se sentiram tocadas pelos livros.

Às vezes, é como se o espírito da água me guiasse. É como se eu pudesse ver esse espírito, que eu visualizo como gotinhas de água brilhando no ar, e até falar com ele. Essas gotinhas se juntam e formam nuvens, que desaparecem tão rápido quanto surgiram, só para a minha diversão.

Embora eu hoje sinta que sou guiado pelo espírito da água, as minhas primeiras interações conscientes com a água não foram nada agradáveis. Em Yokohama, a cidade japonesa onde eu cresci, a minha família morava à beira-mar. Bastava descer uma ladeira para chegar à praia. Quando a maré baixava, a faixa de areia engolida pelas águas se descobria, e ganhávamos quilômetros para catar os mais variados tipos de moluscos. Na maré alta, porém, o cenário era bem diferente.

Um dia, quando eu tinha por volta de seis ou sete anos de idade, fui engolido pelas ondas. Eu saíra para nadar com um vizinho, dois anos mais velho do que eu.

Afastamo-nos mais da costa do que seria prudente e eu comecei a me afogar, afundando na água, sem poder respirar. Foi a primeira vez que passei por uma experiência como essa. Estávamos a apenas dez metros da praia, mas os meus pés não alcançavam o chão. Eu entrei em pânico e comecei a me debater, agitando os braços e os pés. Mas quanto mais medo eu tinha mais afundava e logo comecei a engolir água. Eu pensei que era o meu fim, mas um barquinho se aproximou e me tirou da água.

Quando fui para casa e contei à minha mãe o que tinha acontecido, ela me deu um conselho com base no seu conhecimento sobre a natação e sobre a água: "Se conseguir simplesmente relaxar, você flutua". Ela disse que, em vez de lutar contra a água, se eu a deixasse me levar para cima, ela sustentaria o meu corpo.

Essas palavras não me saíram da cabeça durante anos. Desde essa época, eu procuro seguir com o fluxo, enquanto me movimento suavemente na direção para a qual eu gostaria que a vida me levasse.

Agora, sempre que vou nadar no mar ou na piscina, flutuo de costas e me entrego nos braços da água, deixando que ela me leve. É em momentos como esses, mais do que em qualquer outro, que eu sinto a presença do espírito da água na forma de gotinhas cintilantes.

Eu não tenho dúvida de que foi o meu desejo de seguir com o fluxo da vida que me deu a idéia de congelar a água e fotogra-

INTRODUÇÃO

far os cristais. O espírito da água veio em meu auxílio, orientando-me para que eu pudesse viver a vida que hoje eu vivo. Esse espírito me guiou e orientou ao longo dos anos, ensinando-me muitas coisas que eu precisava saber, e levando-me finalmente à publicação do meu livro *The Hidden Messages in Water**.

Pouco depois dessa publicação, os leitores começaram a me mandar cartas, elogiando o livro. As palavras carinhosas dessas pessoas ajudaram a criar um fluxo maravilhoso pelo qual eu me deixei levar. A maior parte delas mostrava admiração e também surpresa frente à verdade que a natureza revelava por meio dos cristais de água.

Uma senhora escreveu, "De todos os livros que eu já li na vida, esse é o mais extraordinário. Eu lhe agradeço muito por esse livro – é como se ele estivesse cercado de luz. Eu o guardarei como um tesouro pelo resto da minha vida".

Em outra mensagem lia-se, "Ver a verdade sendo revelada de modo tão visível é absolutamente surpreendente, assombroso e convincente. Esse livro me fez perceber que os efeitos exercidos pelos ensinamentos antigos, pela prece e pela religião não são apenas superstições e idéias aleatórias, mas efeitos baseados nas verdades do universo".

Outra carta dizia, "O meu pai, de 76 anos, me disse: 'De todos os livros que já me recomendaram, esse é o único que eu gostei de ler.' Obrigado por esse livro que mudou o meu modo de ver a vida".

Na verdade, se tomássemos a energia de todas essas mensagens e dela fizéssemos um cristal, eu estou certo de que ele seria encantador.

---

* *Mensagens Ocultas na Água*, publicado pela Editora Cultrix, São Paulo, 2006.

Essa é a obra dos cristais de água. Eu descobri que as pessoas atraídas pela beleza dos cristais estabelecem uma ligação entre si e passam a viver em sintonia umas com as outras. Assim como acontece quando uma folha cai na superfície de um lago, uma ondulação suave e silenciosa está se propagando à medida que a vida secreta da água é revelada à humanidade.

A reação tem sido a mesma no mundo todo. Conheci pessoas na Alemanha, na Suíça, na Áustria, na Holanda, na Inglaterra, na França, na Itália, nos Estados Unidos, no Canadá, na Costa Rica, no Uruguai, no Equador, no Brasil, na Austrália, na Coréia do Sul, nas Filipinas e em Taiwan, países onde dei palestras. Em junho de 2002, fui convidado pela Igreja Ortodoxa grega a fazer um luxuoso cruzeiro pelo mar Adriático, visitando lugares onde seria realizada uma série de palestras com líderes religiosos e cientistas do mundo todo. Participei de simpósios na Grécia, na Albânia, em Montenegro, na Eslovênia, na Croácia, na Itália e em outros países nos quais o navio aportou. Chamado Simpósio Internacional sobre Religião, Ciência e Meio Ambiente, o evento completava o seu quarto ano de existência. Eu fui convidado apenas três meses antes por uma das organizadoras do simpósio, uma senhora grega cuja filha lhe mostrara as fotografias dos cristais. A emoção que tomou conta das pessoas ao ver as fotografias sobrepujou o nível individual e resultou num fluxo de assombro que foi contagiando as pessoas até se tornar um rio fluente e caudaloso.

Existe uma outra maneira de descrever a reação causada pelos livros sobre os cristais. É como se os cristais de água hidratassem as almas secas e petrificadas daqueles que vivem nas severas condições da sociedade moderna, e lhes devolvessem a maleabilidade. Eles restituem às pessoas e à sociedade o bri-

INTRODUÇÃO

lho da vida. Mais do que qualquer outra coisa, as fotografias conseguiram dar início a um grandioso movimento ao qual se juntaram pessoas do mundo todo.

Viver é fluir. Se uma barragem for construída para represar um rio, esse rio perecerá. Do mesmo modo, se o fluxo sanguíneo for bloqueado em alguma parte do corpo, isso também significará morte.

O mesmo vale para cidades e países. Pouco tempo atrás, tive a oportunidade de fazer uma palestra para uma grande platéia em Berlim. Como se sabe, a cidade de Berlim foi um dia dividida por um muro. Eu disse à platéia que, assim como a água não deve ficar estagnada, nenhum país ou cidade deve ser dividido. A divisão de Berlim, em 1961, provocou uma grande miséria e fez com que muitas pessoas ficassem sem lar e desistissem dos seus sonhos.

Vinte e oito anos depois, o muro foi derrubado e, como a água que volta a fluir, milhões de pessoas recuperaram o seu direito de ir e vir. As pessoas imitaram o fluxo da água, o princípio da natureza. E isso aconteceu porque o ser humano é composto, em sua maior parte, de água.

Cerca de 70% do nosso corpo é constituído de água. Isso vale para adultos de todas as raças e por isso não se pode deixar que estratégias e ideologias políticas represem as pessoas. É preciso deixar que, assim como a água, elas possam fluir livremente.

Quando acabei a minha palestra, percebi uma mudança na platéia. É como se o mesmo sentimento tivesse contagiado a todos nós. A maioria se levantou e começou a aplaudir. A minha mensagem tocara a alma das pessoas e o resultado foi uma onda de emoção que envolveu a todos, causando uma repercussão que acabaria por afetar muitos outros.

A campanha pela paz e por orações de amor não pode ser contida por fronteiras. Diferenças raciais ou lingüísticas são facilmente superadas quando os corações batem em uníssono, criando um novo fluxo.

Uma pequena aventura iniciada por um minúsculo cristal de água espalhou-se entre as pessoas do mundo todo, dando origem a um movimento que só faz crescer. Os cristais de água entraram em sintonia com algo puro, sagrado e profundo na alma das pessoas que viram as fotografias. Corações se expandiram e o amor, a gratidão e a esperança de paz vieram à tona, abrindo caminho para uma nova aventura.

Por meio deste livro e destas fotografias de cristais, eu espero transmitir o poder das orações.

Quando expomos a água a certas expressões – "Você é uma gracinha", "Você é linda", "Amor e gratidão" –, um lindo cristal se forma no momento em que ela é congelada. O que isso realmente significa para nós? Significa que os pensamentos que acalentamos no coração causam um impacto na nossa vida em geral e na criação do nosso mundo de amanhã.

Um poder assombroso reside na alma humana. Nós ouvimos o tempo todo que as nossas ações são o resultado dos nossos pensamentos, e esse princípio é de fato demonstrado no modo como a água forma cristais de acordo com as influências a que é exposta.

INTRODUÇÃO

Mas o poder de afetar a ação com o pensamento é uma faca de dois gumes. Se as pessoas quiserem ver a destruição deste mundo, então é isso o que elas verão.

Muita coisa aconteceu neste planeta desde que o mundo tomou conhecimento dos cristais de água. Edifícios gigantescos – símbolos da civilização e da prosperidade – vieram abaixo diante dos nossos olhos. Novas guerras irromperam. Temos visto a tristeza gerando raiva e a raiva gerando mais tristeza, dando origem a um ciclo que afeta o mundo todo. Pessoas choram, outras entram em desespero e algumas se voltam para o céu em oração. Temos de usar o poder dentro de nós para manter os pensamentos concentrados no bem à nossa volta e não nas forças da destruição.

Chegamos a um ponto da história humana em que a maioria precisa redescobrir algumas verdades importantes que de certo modo esquecemos. Na verdade, essa pode ser a nossa última chance. E essa é a lição que, a meu ver, os cristais de água estão tentando nos ensinar.

A minha pesquisa com cristais começou com a vontade que eu tinha de compreender pelo menos um pouco mais do universo, mas ela agora levou à evolução de um campo de estudo muito maior para mim.

Eu constatei o efeito que o sorriso largo de pessoas ao redor do mundo e expressões de emoção podem exercer sobre a formação de belos cristais. Mas você pode perguntar: um mero cristal de água pode levar à paz mundial? O meu desejo é dar o primeiro passo nessa direção e depois outro e mais outro, até cumprir essa meta.

À medida que levo adiante o meu diálogo com a água, os cristais continuam a me ensinar muitas lições: a importância de viver em sintonia com o ritmo da vida e com o fluxo da natureza, deixando para as gerações futuras um belo planeta, o amor e a orações. Todas essas várias mensagens foram incluídas neste livro. Nada me deixaria mais feliz do que saber que ele teve uma influência positiva sobre todos que o leram.

Por fim, eu gostaria de expressar a minha gratidão pela Beyond Words Publishing, a editora americana que publicou *The Hidden Messages in Water* e *The True Power of Water*, e a todas as outras que me ajudaram de várias maneiras, além da minha equipe na IHM, que passou muitas horas numa sala refrigerada para tirar as fotos dos cristais.

CAPÍTULO UM

Em sintonia com o hado da felicidade

O que lhe vem à mente quando você pensa na felicidade?

A realização do seu sonho de amor? A hora do nascimento de um filho ou de uma filha? A conclusão de um trabalho bem-feito? O dia em que você se lembra de ter deitado na grama e contemplado o céu azul? Cada pessoa responderá de um jeito. Cada um de nós tem a sua própria imagem da felicidade. Mas todos queremos viver uma vida plena de felicidade.

Eu só conheço um jeito de tornar isso possível: entrar em sintonia com o hado da felicidade. Como descrevi em meu livro *The True Power of Water*, o hado é a energia sutil que existe em todas as coisas.

Tudo o que existe no universo vibra numa determinada freqüência. Portanto, se você emitir um hado de felicidade, pode estar certo de que o universo responderá com felicidade. O que você precisa fazer para entrar em sintonia com esse hado?

O problema é que é muito difícil saber o que é felicidade. Talvez em algum momento da sua vida você tenha se considerado uma pessoa feliz, mas depois percebeu que era só uma ilusão. Ou talvez tenha acreditado que a pessoa certa finalmente surgira na sua vida só para ver o seu castelo de areia se desfazendo.

Numa viagem à Alemanha, a minha filha, que hoje mora nos Países Baixos, contou-me que um dos seus amigos tinha morado na Alemanha Oriental antes da queda do muro. A construção do muro de Berlim aconteceu numa época de grande tristeza para o povo da Alemanha, mas o amigo da minha filha disse que, apesar de a cidade ter sido dividida, a vida no lado oriental transcorria normalmente. Na verdade, as pessoas sentiam um certo contentamento em saber que não precisavam se preocupar com o que os outros pensavam, porque todos eram pobres.

Mas com a queda do muro, as pessoas do lado oriental da cidade passaram a ter acesso a tudo o que o lado ocidental tinha a oferecer, e os problemas começaram. Quanto mais novidades elas viam mais queriam ter. Os alemães orientais, porém, ainda eram pobres e não podiam satisfazer as suas necessidades. Alguns tinham até mesmo saudade dos dias que antecederam a queda do muro, quando as pessoas eram todas pobres e os preços mais baixos.

A impressão que se tem é que o país foi primeiro dividido e depois reintegrado sem que se tenha levado em conta a vontade do povo. É claro que a queda do muro de Berlim é um dos pontos altos da história moderna, mas temos de admitir que até mesmo os acontecimentos positivos causam repercussões negativas.

Quando começamos a comparar a nossa felicidade com a das outras pessoas, logo passamos a sintonizar com o hado da infelicidade. Enquanto buscarmos a felicidade fora de nós, não encontraremos a felicidade verdadeira.

O retorno à felicidade

A busca pela felicidade é, no final das contas, simplesmente a busca pelo eu. Você pode continuar buscando-a em terras distantes, mas só vai encontrá-la na palma da sua mão.

Faça uma retrospectiva e você provavelmente vai se lembrar de uma época da sua vida em que sentia uma alegria inocente. A sua vida tinha sentido e você estava tão ocupado em viver que não se preocupava com a passagem do tempo. Então você ficou adulto, deixou tudo isso para trás e trancou a porta. Talvez tenha até esquecido de onde colocou a chave.

Mas esses sentimentos de felicidade não se foram para sempre. Com um pouquinho de esforço, você pode abrir a porta e recuperar tudo o que um dia pensou ter perdido definitivamente. Quando você é verdadeiro consigo mesmo e se volta para aquilo que realmente quer ser e fazer, a sua vida começa a fluir novamente.

No trabalho, nos momentos de lazer, no relacionamento amoroso, você precisa voltar ao ponto de partida para encontrar a felicidade. Quando faz isso, você logo percebe que a sua vida mudou. A princípio você sente uma sensação renovada de vigor e bem-estar. Isso acontece porque a felicidade que existe dentro de você purificará a água que flui pelo seu corpo. Se fôssemos tirar uma fotografia dessa água, o resultado provavelmente seria um cristal cuja beleza causaria admiração em todos.

Um dos tratamentos sugeridos a pessoas com câncer chama-se "dar sentido à vida". Quando as pessoas encontram um sentido na vida – dando palestras sobre como estão enfrentando a doença, escalando montanhas, rindo –, o sistema imunológico se fortalece e o câncer regride. Hoje já é consenso na comunidade médica que a mente exerce uma grande influência sobre o corpo. Encher o corpo com o hado da bem-aventurança é o maior segredo de uma vida saudável.

Esse estado de bem-aventurança é também a chave para expandir os nossos limites. Todos sabemos que, se você gosta de alguma coisa, pode aperfeiçoar a sua prática até chegar à maestria. Yukio Funai, um conhecido consultor empresarial do Japão, que já prestou serviço a milhares de empresas, defende um método muito eficaz para melhorar o desempenho das empresas e das pessoas. Ele o chama de "método de desenvolvimento da força", que consiste simplesmente em concentrar a atenção nos pontos fortes da empresa ou do indivíduo e procurar expandi-los. Os pontos fracos não são nem sequer levados em conta. O resultado é que os pontos fortes são acentuados e os fracos desaparecem sozinhos.

Por exemplo, se você é gerente de uma loja, o mais fácil é voltar toda a atenção para os produtos que não vendem bem e procurar um meio de colocá-los em evidência. No entanto, a maioria das lojas tem um produto campeão de vendas. Numa butique, pode ser um determinado estilo de roupa; se o gerente se concentrar nesse estilo, as vendas desse produto aumentarão e acabarão por incrementar a venda dos outros. Para que um negócio seja bem-sucedido, é preciso concentrar a atenção no que está vendendo bem, no que é mais eficiente e no que se faz de melhor.

É possível ver esse conceito no método hidropônico de cultivo de hortaliças, que possibilita a colheita de dez mil tomates de um único tomateiro. Você pode se perguntar como isso é possível. A resposta é surpreendentemente simples: criando um ambiente propício para que os tomates cresçam.

As plantas crescem na terra, obviamente, mas nas fazendas hidropônicas as raízes crescem numa água enriquecida com os nutrientes de que a planta precisa. E como ela não precisa gastar energia para rasgar a terra, as raízes crescem à vontade e absorvem todos os nutrientes necessários sem fazer nenhum esforço. Dessa maneira, o tomateiro pode aproveitar todo o seu potencial oculto. Eu me lembro de uma visita que fiz a uma fazenda experimental administrada pelo agrônomo Shigeo Nozawa, o inventor do método hidropônico, alguns anos antes de sua morte. Ao ver a plantação de tomates que ele cultivava, mal pude acreditar nos meus próprios olhos.

O mesmo se aplica a nós, seres humanos. Quando descobrir o que faz de melhor e perceber que é nisso que tem de concentrar a atenção, você estará a meio caminho da felicidade. Não demorará muito até que veja toda a sua vida passar por uma mudança. Se conhecer alguém, talvez uma criança, que se sinta atraído por um esporte ou por um certo objeto de estudo, então você precisa proporcionar-lhe nutrientes em forma de estímulo e elogios. Isso ajudará essa pessoa a ser mais determinada e a se dedicar ainda mais a essa atividade.

Um ótimo exemplo dos bons resultados proporcionados pelas palavras certas pode ser visto na formação dos cristais de água. Quando a água é exposta a palavras como "Você tem de fazer isso!", o resultado nunca é um cristal bem formado. O mesmo acontece quando se dizem coisas como "Seu idiota!" ou, pior, "Isso não é nada bom". Talvez seja hora de tirarmos essas palavras do nosso vocabulário. Em vez delas, use palavras como "Muito obrigado", "Vamos fazer isso juntos", "Amo você", "Que beleza!" e "Muito bem!". Faça o possível para privilegiar essas palavras belas e calorosas no seu dia-a-dia.

As palavras que levam a água do nosso corpo a formar belos cristais são as que preenchem você com um suave sentimento de paz. É quando isso acontece que você consegue expandir as suas capacidades e encarar cada dia da sua vida com alegria e entusiasmo.

No meu livro anterior, contei que colocamos arroz cozido em três recipientes de vidro. Para um deles gritamos "Idiota!", para o outro dissemos "Obrigado" e o terceiro, simplesmente ignoramos. O arroz para o qual dissemos "Obrigado" fermentou e apresentou um aroma agradável. O arroz para o qual gritamos "Idiota!" adquiriu uma tonalidade escura e apodreceu. O terceiro, que foi ignorado, ficou preto e passou a exalar um cheiro repugnante.

A história, contudo, não termina aí. Eu levei esses mesmos recipientes de arroz a uma escola primária e pedi aos alunos que dissessem "Obrigado" ao arroz dos três recipientes. Não demorou muito para que o arroz de todos os três recipientes começasse a fermentar e exalar um aroma agradável – até mesmo o arroz estragado.

Isso indica que até mesmo o que está se deteriorando ou morrendo pode voltar à vida se receber atenção e carinho, palavras gentis e pensamentos positivos.

Shinichiro Terayama, o ex-diretor da Japan Holistic Medical Society, é uma testemunha desse fato. Terayama foi um empresário apaixonado pelo seu trabalho, mas antes disso sofreu de câncer nos rins. Ele começou a combater a doença adquirindo o hábito de subir na laje do seu edifício para saudar o Sol nascente. À medida que passou a assistir ao nascer do Sol todas as manhãs, ele começou a perceber que a vida é uma dádiva e as palavras "Muito obrigado" passaram a brotar dos seus lábios. Sem desviar a atenção do câncer, ele passou a pronunciar palavras de agradecimento às suas células e, como resultado, começou a recuperar a saúde. O câncer regrediu até que ele foi curado.

A capacidade que as palavras têm de promover a vida ao serem pronunciadas é muito maior do que se imagina. Uma garotinha de dez anos conduziu um experimento parecido com o que fizemos com o arroz, usando sementes de girassol. Num pacote de sementes, num vasinho e num regador, ela escreveu a palavra "Obrigada" e em outro pacote, em outro vasinho e em outro regador, ela escreveu a palavra "Idiota". Todos os dias, para as sementes plantadas num vasinho ela dizia "Obrigada" e para as outras, "Idiota", regando-as com os respectivos regadores.

As sementes expostas à palavra "Obrigada" cresceram saudáveis, com folhas cheias de viço. Em comparação, as plantas expostas à palavra "Idiota" apresentaram um caule deformado e folhas enrugadas. Quando olhamos as plantas através do microscópio, vimos que as folhas das plantas expostas à palavra "Obrigada" eram espessas, enquanto as da outra planta tinham uma aparência frágil e doentia.

A diferença gritante entre as duas plantas cultivadas por essa garotinha pode muito bem indicar que existe uma consciência nas plantas. Eu tomei conhecimento desse experimento por meio de uma carta que a mãe dela me escreveu. Ela terminava a carta com a pergunta: *"O que aconteceria se o mesmo fosse feito com crianças?"*

~~~~~~~~~~

Um outro meio de encarar as palavras é considerá-las como uma tomada na qual podemos ligar e desligar a vibração de tudo o que existe no universo. Ou então como um controle remoto com um raio de ação ilimitado.

Os seres humanos são os únicos animais capazes de usar palavras e isso nos permite sintonizar o nosso comprimento de onda com qualquer coisa que exista no universo. E essa sintonização é instantânea. As nossas palavras e os nossos pensamentos podem atingir qualquer lugar e qualquer ser vivo no mesmo instante em que surgem.

As pessoas costumam não dar muita atenção a coincidências inexplicáveis. Às vezes sonhamos com uma pessoa e depois descobrimos que ela faleceu. Ou então pensamos em alguém que não víamos há muito tempo e recebemos um telefonema dela nesse mesmo dia. Isso já aconteceu a todos nós. A causa desse fenômeno pode estar na vibração dos pensamentos.

Eu uma vez conduzi o seguinte experimento: enchi uma jarra com água de torneira do meu escritório em Tóquio e deixei-a sobre a escrivaninha. Como a água vinha do sistema de abastecimento da cidade e continha cloro, nenhum cristal se formou.

Eu então pedi a ajuda de quinhentas pessoas de todo o Japão. Marcamos um dia e uma hora em que todas iriam enviar pensamentos positivos para purificar a água sobre a minha escrivaninha e então transmitir-lhe a mensagem "Obrigado".

Como esperávamos, a água passou por uma transformação e formou belos cristais. A água clorada da torneira transformou-se em água pura.

Como isso pode ter acontecido? Eu acho que você sabe a resposta. Os pensamentos e as palavras daquelas quinhentas pessoas afetaram a água, ultrapassando as fronteiras do tempo e do espaço.

Do mesmo modo, as vibrações dos pensamentos que você está cultivando neste mesmo instante estão exercendo uma certa influência sobre o nosso planeta. Se conseguir entender isso, você também vai compreender que já tem nas mãos todas as chaves de que precisa para mudar a sua vida.

A infelicidade tem o seu valor
Podemos aprender uma outra coisa do ponto de vista do hado: a vida não é só felicidade. Onde existe vida, também existe tristeza. Todas as nossas maiores esperanças podem facilmente ser reduzidas a pó, mas podemos encarar isso de outro modo se percebermos que a infelicidade é um caminho que leva à felicidade.

Expusemos a água às palavras "felicidade" e "infelicidade". Como era esperado, a água exposta à palavra "felicidade" formou belíssimos cristais arredondados, com a aparência de um precioso anel. Mas e o que dizer da água exposta à palavra "infelicidade"? Esperávamos encontrar cristais deformados e fragmentados, mas o que vimos foram cristais hexagonais bonitos que pareciam partidos ao meio. Era como se a água estivesse tentando dar o máximo de si para formar os cristais. A impressão que se tem é que a infelicidade não é o oposto da felicidade. Ela é, na verdade, um processo que leva à felicidade.

A felicidade e a infelicidade são como as duas pontas de uma corda. Às vezes você segura numa ponta e tudo vai bem, outras vezes você segura na outra ponta e tudo vai mal.

Assim é a vida. Todos nós queremos ser felizes todos os dias e nunca sentir tristeza. Mas isso não seria nem um pouco natural! É como as ondas do mar, que sobem e descem. Se elas não se quebrassem, não poderiam se avolumar outra vez ou seguir o fluxo da maré.

Todo momento de felicidade na vida tem o seu avesso. Quando você está apaixonado, todos os dias são cheios de alegria e expectativa, mas para ter um romance você precisa abrir mão do seu tempo livre, do seu dinheiro e do seu espaço. E pode ter certeza de que depois de uma briga você vai achar que estaria melhor sozinho. A alegria que você sente quando compra o carro dos seus sonhos raramente dura tanto quanto o carro. Cada risco na pintura e cada centavo que você gasta na manutenção do carro contribuem para acabar com o seu entusiasmo inicial.

Você nunca conhecerá apenas um lado da moeda. Se quiser ter felicidade, terá de estar pronto para aceitar tudo o que vem com ela. Essa é a sina de todos que vivem neste mundo.

Mesmo assim, ainda podemos ter esperança e a perspectiva de um futuro melhor. Aliás, você acha que poderia ter esperança se tudo fosse exatamente do jeito que você queria? A sua capacidade de ser feliz, apesar de tudo, depende totalmente do que você acalenta no coração.

Um coração cheio de gratidão é o passaporte para a felicidade

Por que as pessoas passam a vida toda buscando a felicidade? Os cães e os gatos procuram comida e conforto, mas eles certamente não passam por tantas agruras quanto as pessoas, em sua eterna busca pela felicidade. Suponho que isso aconteça porque somos os únicos que podem entrar em sintonia com o hado da felicidade.

Muitos anos atrás, tive uma conversa com o dr. Ravi Batra, um economista de renome internacional, que me disse algo espantoso:

> Por que você acha que as pessoas vivem em busca da felicidade? Porque nós, seres humanos, temos um elo com a existência ilimitada. Muitos de nós, contudo, cometem um grave erro. Estabelecemos condições para sermos felizes, com base em riquezas e na fama, em prazeres momentâneos e em coisas que são limitadas e estão sempre em transformação.
>
> Existem aqueles que são tão ricos que nem sequer podemos imaginar e, no entanto, continuam querendo ganhar mais, em sua ânsia pela felicidade. Mas essa busca é inútil, pois eles buscam felicidade ilimitada em coisas limitadas, como dinheiro e bens materiais.
>
> A menos que você entre em comunhão com a existência ilimitada, jamais encontrará a verdadeira felicidade. E para isso, precisamos elevar a nossa consciência.

Tudo o que pode ser visto pelo olho humano pertence a este mundo limitado. Mais cedo ou mais tarde, os luxos materiais chegarão ao fim e, como são eles que definem a nossa felicidade, o nosso coração se sentirá vazio.

Eu entendo, evidentemente, que não é possível nem aconselhável deixar de lado todos os desejos. Na verdade, o desejo não nos impede de encontrar a felicidade. É preciso uma dose razoável de desejo para que as pessoas se empenhem por algo melhor, e é isso que fez a sociedade humana chegar ao nível em que chegou. O problema surge quando nos tornamos escravos dos nossos desejos. A sociedade moderna funciona de modo a despertar o desejo nas massas.

Não é tarefa fácil encontrar a felicidade numa sociedade baseada em desejos insatisfeitos. Então do que precisamos para escapar dos desejos nunca satisfeitos e encontrar a felicidade? A resposta é: ter um coração cheio de gratidão.

Mais do que nunca, vivemos num tempo em que o amor e a gratidão são absolutamente necessários. E, no meu modo de ver, a proporção correta entre a gratidão e o amor é dois para um – a taxa exata do hidrogênio com relação ao oxigênio, na molécula da água!

Nós já vimos que as palavras gratidão e amor resultam em cristais de indescritível beleza. A gratidão não depende de nenhuma condição. Podemos ser gratos pela vida e pela liberdade que temos de ir e vir.

Quando você sintoniza a sua alma com o hado da gratidão e do amor, uma gotinha de felicidade cai no seu coração e se espalha pelo seu corpo todo. Isso liga você com a vibração da felicidade e ela então passa a fazer parte da sua vida diária. Esse é o segredo para encontrar a felicidade instantaneamente, onde quer que você esteja.

O mundo invisível do hado

Os cristais de água são apenas um aspecto ou uma faceta do universo. A água muda de aparência onde e quando quer, enquanto tenta falar conosco a respeito da formação do cosmos. Ela mesma é um mundo temporário formado num ambiente rigoroso.

Nós podemos examinar esse mundo temporário quando fotografamos os cristais. Para tirar as fotos, coletamos a água e colocamos algumas gotas em cinqüenta placas de Petri, recipientes circulares rasos, de vidro ou plástico, usados em laboratório para o cultivo de microorganismos. Depois congelamos a água a -25°C e a deixamos esfriar por duas horas e meia. Durante esse tempo ela forma floquinhos de gelo. Nós então examinamos esse gelo a 5 graus abaixo de zero, num microscópio com aumento de duzentas vezes. Os cristais só aparecem sob o microscópio durante dois minutos. Durante esse período, os minúsculos cristais de água formam padrões hexagonais e depois derretem, tão rápido quanto se formaram.

Durante apenas alguns preciosos momentos, a porta para uma outra dimensão se abre, permitindo-nos um vislumbre de um mundo de fantasia. As pessoas que vêem as fotos desses cristais ficam fascinadas com a sua surpreendente beleza. Como os caleidoscópios da nossa infância, somos subitamente transportados para um outro mundo, mesmo que por um breve momento.

Esse mundo em que entramos é o mundo invisível da vibração, ou hado. Três palavras-chave nos ajudam a compreender o hado. A primeira é *freqüência*. Todo o universo está vibrando numa freqüência particular e única. A freqüência pode ser modulada em ondas, um fato facilmente comprovado pela mecânica quântica. Toda a matéria é freqüência, assim como partículas. Isso significa que, em vez de considerar algo um organismo vivo ou um mineral, algo que podemos tocar ou que podemos ver, tudo está vibrando e vibrando numa freqüência única e individual. Mas isso ainda não é tudo, pois as palavras que pronunciamos ou que escrevemos, as pinturas e as fotografias, tudo emite a sua própria freqüência.

Você talvez já tenha ouvido falar de pessoas cegas que "vêem" cores. Quando elas seguram um objeto nas mãos, são capazes de *sentir* a cor desse objeto. Elas sabem se essa cor é quente ou fria, viva ou pálida. Assim como nós sentimos a temperatura e a textura de um objeto, essas pessoas são capazes de sentir a cor por meio do tato. Elas são receptivas à freqüência única emitida pelas diferentes cores.

O mesmo se aplica às palavras escritas. As pessoas com poderes parapsíquicos supostamente conseguem ler uma palavra tocando-a de olhos fechados e algumas dizem que podem ler letras até mesmo através de um envelope selado. Se você levar em conta o conceito de hado, sabe que isso é possível.

Mas por que a formação dos cristais seria afetada por palavras escritas numa folha de papel e colocadas durante algumas horas em torno de um copo grande com água, ou por uma fotografia colocada no mesmo lugar durante 24 horas? A resposta, creio eu, é que a água é capaz de sentir o hado da fonte e memorizá-lo.

A segunda palavra útil para compreendermos o hado é *ressonância*. A ressonância é possível quando existe um transmissor de informação hado e um receptor dessa informação. Digamos que você telefone para alguém com quem queira conversar. A menos que essa pessoa pegue o fone, não haverá conversa. Sem um receptor, a informação não pode ser transmitida. A expressão japonesa *aun no kokyu*, ou "inspiração e expiração", descreve um estado de sutil sincronização em que fazemos duas coisas juntas. Isso também se refere ao relacionamento entre um emissor e um receptor.

Quando duas vibrações se encontram, ocorre a ressonância. Podemos observar o fenômeno da ressonância em vários aspectos da vida diária. Por exemplo, se você tem ódio de alguém, há uma boa chance de que essa pessoa sinta o mesmo por você. Do mesmo modo, se você tem sentimentos positivos com relação a alguém, essa pessoa sentirá isso, mesmo que você não diga nada. De alguma maneira estranha, o que acalentamos no coração é sempre transmitido às outras pessoas.

A terceira palavra útil para entendermos o hado é *similaridade*. O mundo macro que conhecemos é um símbolo, uma expansão do mundo micro. Os planetas do nosso sistema solar são a versão macro dos elétrons que circulam em torno do núcleo atômico, e o que acontece dentro do corpo humano é uma miniaturização do que acontece na natureza como um todo.

Também podemos dizer que esse é um aspecto da teoria dos fractais. Quando você olha uma árvore, pode notar que as ramificações na ponta dos galhos se dividem e se espalham do mesmo modo que os galhos mais grossos da árvore. Em outras palavras, como a árvore se forma da mesma maneira que os galhos, ela forma uma silhueta única, que às vezes é chamada de estrutura fractal. A estrutura fractal pode ser vista em vários aspectos da natureza: na costa marítima, nos rodamoinhos de um rio e na formação das nuvens.

Esse também é o caso dos cristais de água. Por que esses cristais têm um formato hexagonal? Quando as moléculas de água se combinam, o formato hexagonal parece o mais estável. É claro que essas estruturas hexagonais são muito pequenas para que possamos vê-las, mas quando elas se combinam formam uma estrutura hexagonal maior. Em outras palavras, a combinação de moléculas pequenas demais para serem vistas e a formação de cristais que podemos ver por meio do microscópio estão de acordo com a estrutura fractal.

Portanto, observando o mundo micro, podemos compreender melhor o mundo macro, e, do mesmo modo, observando fenômenos macro, podemos aprender mais sobre o mundo micro.

Essas três palavras-chave – *freqüência, ressonância* e *similaridade* – facilitarão a sua compreensão do que seja o hado. Outro importante aspecto do hado é o fluxo. Sabendo que o fluxo é um princípio fundamental do universo, o Buda disse que todas as coisas estão em fluxo e que nada é permanente. A água é um bom exemplo disso. Ela está sempre fluindo com vida, purificando o que encontra pelo caminho. Ela carrega com ela o alimento necessário para sustentar a vida, ao mesmo tempo em que carrega consigo as impurezas, dando vida a tudo.

Toda a vida flui com o fluxo da água. Até mesmo a nossa vida está em constante fluxo com a água. Na verdade, até o ciclo de nascimento e morte está de acordo com esse princípio. A circulação é, na verdade, uma lei da natureza.

Existe, no entanto, uma forma de vida que insiste em violar essa lei: a espécie humana. A cobiça, o orgulho e a insistência em defender uma ideologia em detrimento de outra bloqueiam o fluxo. Esse é o motivo dos muitos problemas que enfrentamos nestes tempos de tribulação. A guerra que gera ganância, a tragédia que gera ódio, a poluição que gera apatia. Essas são distorções ou bloqueios nos fluxos naturais da natureza.

Muitos dos problemas que nem começaram ainda a ser solucionados precisam de uma análise cuidadosa e atitudes ousadas. E do que precisamos para chegar a essas soluções? A resposta é circulação. Essa é a chave de que precisamos para abrir as comportas de um novo tempo para a raça humana – quando encontraremos a felicidade, espalharemos o amor, recuperaremos a paz e protegeremos esta jóia chamada Terra. Tudo isso começa com a circulação, e é a água que nos mostrará o melhor caminho. Eu convido você a iniciar essa jornada:

Vamos ouvir com atenção. Vamos ouvir a voz da água.

Vamos mergulhar no mundo de fantasia criado pelos cristais de água.

Algum dia voltaremos à água e nos tornaremos parte do fluxo natural.

Cheios de assombro, o seu coração e o seu passo ficarão mais leves.

Esse sentimento lhe mostrará a mais bela visão que você já viu.

Não há por que resistir ao fluxo.

Não há por que ter medo de avançar.

E a razão é o fato de você ser água.

CAPÍTULO DOIS

A melodia de cura da água

Se você está deprimido, sente-se sobrecarregado pela lida diária ou ficou magoado com uma palavra ou atitude agressiva, eu sugiro que você faça uma experiência: simplesmente contemple a água. Caminhe pela beira de um lago ou de um riacho e observe as marolas refletindo a luz do Sol. Se estiver chovendo, encontre uma poça d'água e observe as gotas de chuva fazendo anéis concêntricos que surgem e desaparecem. Ou enquanto lava a louça na pia, observe as formas geométricas que a luz do Sol através da vidraça produz na água da torneira.

Eu recomendo que você faça isso porque descobrirá que a água o levará a outro mundo, onde você sentirá a água dentro do seu ser sendo purificada, deixando que você volte a ser o que realmente era. Você simplesmente se esqueceu por um instante de que você é água. Quando você deixa a água fluir suavemente através da sua mente e do seu corpo, ela cura você no âmago do seu ser.

O fluxo da água tem muito a nos ensinar. Na verdade, o ato de viver corresponde ao ato de fluir. É quase como se a água dentro do nosso corpo quisesse fluir. A sua alma, do mesmo modo, também tem de fluir. Quando você a deixa fluir, sente como se tirassem um fardo do seu corpo fatigado, pois a alma e o corpo são simplesmente dois lados da mesma moeda.

Se você se sentiu ofendido, perdoe a quem o ofendeu. Se se sente constrangido por ter insultado outra pessoa, perdoe a si mesmo. O perdão abre passagem para que você possa fluir de modo livre e natural em direção ao futuro.

O universo reserva algo potencialmente maravilhoso para você a cada momento que passa. Abra-se para as coisas boas que fluem para a sua vida e você conseguirá usufruí-las e dar as boas-vindas, no seu coração, para um futuro maravilhoso. Se você não conseguiu superar uma mágoa mesmo depois de tentar com afinco, a última coisa que poderá fazer é voltar atrás e mudar o passado. Mas sempre existe a possibilidade de que o fluxo da vida o leve para um lugar muito mais maravilhoso do que você imaginou. Cada segundo da vida é uma nova encruzilhada com novas possibilidades. Se você conseguir perceber isso, verá como os problemas são triviais e não precisará mais ficar preso ao passado.

A água nos ensina a viver, a perdoar, a acreditar. Se você abrir os ouvidos para as possibilidades da vida, poderá ouvir o som da água pura que flui através do seu corpo neste mesmo instante. Esse é o som da vida – uma melodia de cura.

A água faz parte do ritmo da vida

A água que flui dentro de nós faz parte da água que flui pela natureza e acompanha o ritmo da vida por todo o universo.

Na Europa e em outras partes do mundo, dizem que a água é regida pela Lua. As marés oceânicas são diretamente afetadas pelas fases da Lua. As marés altas e baixas talvez sejam a reação mais visível à Lua, mas onde quer que haja vida existe um vínculo com o movimento desse astro. Alguns moluscos sentem a atração gravitacional da Lua e abrem a sua concha na maré alta. O ciclo reprodutivo do ouriço-do-mar segue rigorosamente o ciclo lunar. E as gaivotas vêm à praia para desovar quase sempre nas noites de lua cheia, por outras razões que não são a maior quantidade de luz.

Não poderíamos esperar que os seres humanos, cujo corpo é constituído por 70% de água, fossem uma exceção. Como qualquer parteira sabe, o número de nascimentos aumenta na lua cheia. O ciclo reprodutivo da mulher está em sincronia com o da Lua. As pessoas com mais sensibilidade costumam se sentir mais cheias de energia nas noites de lua cheia. A energia da lua cheia está associada à loucura e às histórias de lobisomem. Até a palavra *lunático* deriva da raiz *lunar*.

Faz sentido que a maioria das culturas da Antigüidade medisse o tempo com base no calendário lunar. Esse calendário, que está intimamente ligado ao ciclo da vida, foi um importante instrumento da agricultura. Quando o nosso ritmo está em sintonia com o movimento da Lua, é mais fácil sincronizar o fluxo da água que existe dentro de nós. Isso nada mais é do que viver a vida conforme a batida do tambor tocado pelo ritmo da natureza. Trata-se também de um princípio de sabedoria que o homem moderno praticamente esqueceu.

O calendário de treze meses usado pelos maias, embora semelhante ao calendário lunar, tem algumas diferenças. O dr. José Argüelles e a sua esposa uma vez me disseram que dedicam a vida a uma causa: imprimir e espalhar cópias desse calendário pelo mundo todo. Na visão deles, se esse calendário fosse usado em escala global, as pessoas passariam a viver de acordo com o ritmo da natureza, o que abriria caminho para encontrarmos as soluções de muitos problemas que hoje afligem a sociedade moderna.

De acordo com esse calendário, o ano novo começa no dia 26 de julho. Se dividirmos os 365 dias do ano por 28, o período de cada mês, teremos treze meses. E um dia a mais. No calendário maia, esse dia a mais do ano é chamado "o dia fora do tempo". Nesse dia, as pessoas não trabalhavam, apenas oravam e celebravam a vida e a prosperidade com muitos risos e danças.

Como a transição para um calendário lunar pode ser impraticável ou inconveniente, podemos tentar nos sintonizarmos com a Lua e com o ritmo da vida de outras maneiras. O corpo humano é um microuniverso por si só. Se entrarmos em sintonia com esse universo que existe dentro de nós, poderemos sentir plenamente a energia que flui do cosmos. Quando voltarmos a viver em comunhão com o universo, redescobriremos a simplicidade e a espontaneidade que almejávamos e que a vida almejou para nós.

O número de pessoas neste mundo que busca a cura interior é imenso e você pode estar entre elas. Talvez isso aconteça porque o ambiente que criamos para nós evoluiu rápido demais e agora percebemos que estamos vivendo num mundo de dor e exaustão que nós mesmos criamos. Como nos libertamos disso? Ouvindo a melodia que flui do mundo à nossa volta.

Quando você conseguir sentir esse ritmo fluindo da água que compõe o seu ser, você sentirá como se você e os cristais de água fossem uma coisa só. Essa é a vida que tantos de nós estão procurando. É a experiência de cura que, sabemos lá no fundo do coração, está à nossa espera. Todos nós estamos buscando essa cura.

A música como força de cura

O pianista americano Alan Roubik fundamentou a sua carreira musical na idéia de que a música é capaz de curar. Além de intérprete, Alan é produtor musical de comerciais e filmes de televisão, além de ter a sua própria gravadora. A música que ele toca ao piano é de uma clareza e limpidez incomparáveis; muitas pessoas que a ouvem dizem que é como se o corpo delas ficasse transparente.

Alan passou por uma experiência quando garoto que o convenceu de que a música tem poder de cura e, desde então, ele passou a dedicar a sua carreira à composição de músicas com propósito terapêutico. Criança prodígio, ele começou a tocar órgão aos 3 anos de idade e, desde os 9 anos, dedica-se ao piano e à composição e interpretação de músicas para piano. Na adolescência, no entanto, a vida de Alan sofreu uma mudança repentina. Durante uma aula de educação física na escola, ele sofreu uma lesão no nervo ulnar do braço direito e passou a sentir uma dor quase insuportável ao mexer os dedos.

Durante vários meses ele não pôde tocar piano e os músculos dos dedos começaram a atrofiar. Era como se, na sua estrada para o futuro, surgisse de repente um obstáculo intransponível. A constatação de que ele provavelmente não poderia mais se dedicar à sua tão amada música o fez cair em profunda depressão. Ele cogitou em se dedicar a outras atividades, mas acabava sempre sentado em frente ao piano.

Até que um dia, talvez levado por um grande desespero, ele colocou as mãos sobre as teclas do piano e deu vazão a tudo o que tinha dentro do peito. Segundo ele, o que sentiu nesse momento foi algo parecido com felicidade nos dedos. Ele pôde sentir a energia vital fluindo através das mãos e a ressonância entre o som do piano e o movimento dos dedos.

As mãos de Alan começaram a se recuperar quase imediatamente e não demorou muito até que ele voltasse a tocar tão bem quanto antes – ou até melhor.

Eu encontrei Alan pela primeira vez em 1995, por intermédio do cientista que inventou o MRA (Magnetic Resonance Analyzer, analisador de ressonância magnética), um aparelho medidor de hado que é capaz de medir vibrações por minuto. Com a colaboração desse cientista, pedimos a Alan para compor uma música que expressasse os poderes de cura do hado. Queríamos uma música que fosse capaz de fortalecer o sistema imunológico do corpo.

Quando a partitura foi concluída e gravada, expusemos a água a ela e, como prevíramos, formaram-se cristais de água de incomparável formosura e delicadeza – típicos de qualidades terapêuticas.

Quando mostrei as fotos dos cristais para Alan, ele comentou que ficara surpreso ao constatar que todos os cristais formados eram idênticos às imagens que ele tinha na cabeça ao compor a música.

Alan é um dos muitos artistas que têm plena consciência de que a música é uma forma de cura. Mas também sabemos que a música clássica do passado, o jazz e a música folclórica dos quatro cantos do mundo também têm a capacidade de curar, cada um deles a seu modo.

Eu expus a água à música clássica de vários compositores e depois tirei fotografias dos cristais que se formaram. Depois medimos o hado das fotografias com o MRA. Os resultados revelaram o hado – emocional e físico – afetado pela música. Alguns desses resultados eu descrevi no meu livro *The True Power of Water*. Eis aqui duas outras descobertas:

"A Cavalgada das Valquírias", de Wagner
   Hado emocional: autopiedade
   Hado físico: alívio de dor indireta

"Prelúdio para 'A Tarde de um Fauno'", de Debussy
   Hado emocional: stress ambiental
   Hado físico: Alívio e prevenção de problemas nas costas

O que tudo isso significa é que a boa música tem a capacidade de nos guiar pelo caminho da cura, especialmente no caso da música clássica, que já foi testada pelo tempo. Segundo a minha pesquisa, quando a água é exposta a esse tipo de música, ela fica energizada e forma belos cristais.

A música é também uma representação da época e do ambiente em que foi composta. Se você fizer uma retrospectiva, perceberá que cada um dos períodos da história se caracterizou por um determinado tipo de música. A razão disso é o fato de que os tipos e graus de stress que afligem a sociedade mudam de tempos em tempos e exigem tratamento. Isso resulta na criação de um tipo de música que se harmoniza com a freqüência predominante nessa sociedade.

Pense no jazz que surgiu em Nova York no início da década de 1940. Toru Yazawa, um membro da famosa banda japonesa Alice, um dia me contou uma breve história do jazz.

O jazz se originou do blues cantado e tocado pelos afro-americanos. Quando se combinou essa música com a das bandas de Nova Orleans, o resultado foi o gênero vivo e liberal conhecido como jazz de Nova Orleans. O jazz desse período se compunha simplesmente de melodias de três acordes, que é o que o faz parecer tão simples e agradável.

Ao longo do tempo, a sede do jazz passou a ser Nova York e, nos anos que sucederam a Segunda Guerra Mundial, começou a despontar uma nova forma de jazz chamada jazz moderno. O jazz moderno tinha acordes mais complicados. Sons que normalmente produziriam um ronco foram combinados e depois mais outros foram acrescentados, resultando na sensação única e *avant-garde* que transmite o jazz moderno.

Durante essa época, na cidade de Nova York, assim como em todos os Estados Unidos, pairava um sentimento de inquietação e ansiedade diante do surgimento da União Soviética e de outros inimigos perigosos, criando a atmosfera que levou à guerra da Coréia e do Vietnã. Os habitantes de Nova York, uma mistura de várias pessoas diferentes, sentiam nessa época em particular uma tensão que nunca haviam sentido antes. Talvez uma música mais simples (de três acordes) fosse necessária para curar relações humanas mais simples, enquanto uma música mais complexa fosse necessária para curar relações humanas mais complexas. Em poucas palavras, a música, além de ser um tipo de arte e proporcionar entretenimento, é mais do que qualquer outra coisa uma forma de cura.

A cura com o hado

Como eu mencionei no meu livro *The True Power of Water*, eu me interesso muito pela medicina hado, um campo cujo objeto de estudo é a causa dos sintomas das doenças, em contraste com as práticas médicas convencionais, que tratam os sintomas com drogas ou cirurgias. A medicina hado lida diretamente com a vibração da doença. Posso dizer com certeza que chegará o dia em que a medicina hado será amplamente aceita. A maioria das pessoas hoje corre à farmácia na esperança de encontrar solução para os seus males, mas talvez um dia, em vez da prescrição de um remédio, elas busquem a prescrição de uma música para curar o que as aflige. E esse dia pode não demorar tanto a chegar quanto você imagina.

Todos os sintomas das doenças vibram numa determinada freqüência. Conhecendo essa freqüência, é possível sobrepor, ao comprimento de onda do sintoma, o comprimento de onda exatamente oposto. Assim, a freqüência da doença se dissipa e os sintomas são amenizados. Isso já está sendo posto em prática, até certo ponto, no tratamento do mal de Parkinson e de outros problemas neurológicos.

A medicina hado não trata apenas a parte específica do corpo que apresenta sintomas; ela também ajuda a amenizar a causa real por trás da doença, que geralmente consiste em emoções negativas. Por exemplo, se a pessoa sofre do fígado, é bem provável que ela tenha raiva. O comprimento de onda gerado pela raiva é o mesmo gerado pelas moléculas das células que compõem o fígado, por isso os comprimentos de onda da raiva e do fígado estão em sintonia. Do mesmo modo, o sentimento de tristeza está em sintonia com o sangue e, portanto, as pessoas tristes são mais suscetíveis à leucemia e a hemorragias. A irritabilidade constante prejudica o sistema nervoso, geralmente causando dor, sensibilidade e tensão muscular na parte inferior do pescoço e nos ombros.

Um aspecto importante da medicina hado é a visão do corpo humano como um universo em si mesmo. O nosso corpo se compõe de 60 trilhões de células, cada uma delas com a sua especialidade e todas interagindo de modo harmonioso e perfeito umas com as outras para fazer de nós o que somos. Os órgãos, os nervos e as células do corpo têm, cada um deles, a sua freqüência particular. O corpo é como uma grande orquestra que se compõe da harmonização de vários sons. Quando algo vai mal no nosso corpo, isso é sinal de que um desses sons está em desacordo com os outros. E basta que um dos sons esteja fora do tom para que toda a orquestra desafine.

Um dentista chamado Kazumasa Muratsu conseguiu resultados significativos ao tratar os pacientes com base no conceito de que os dentes nada mais são do que órgãos do corpo humano. Uma das suas pacientes, por exemplo, há vários anos não conseguia fechar as mãos com firmeza, mas, quando o dr. Muratsu removeu o metal das obturações dos seus dentes superiores e corrigiu a sua mordida cruzada, o problema nas mãos desapareceu. A paciente também descobriu que não sofria mais de dores crônicas na região inferior das costas e na perna direita.

Isso indica que os dentes afetam o corpo todo e complicações nos dentes podem influenciá-lo das maneiras mais imprevisíveis. O dr. Muratsu, na verdade, afirma que os dentes fazem parte do controle central do corpo.

A medicina moderna, no entanto, vê o corpo humano como uma máquina composta de várias partes independentes e trata apenas a parte que apresenta defeito. Mas se apenas o sintoma é tratado, a verdadeira cura não se efetua. A medicina hado visa a saúde do corpo todo.

Outras formas de medicina hado

A medicina hado, como você pode ver, é um ramo extremamente promissor, mas não pense que essa tecnologia é uma novidade. Os seus princípios eram muito conhecidos pelas culturas antigas e incorporados no cotidiano das pessoas. Na verdade, há muitos casos em que a sabedoria de um passado distante foi reexaminada e descobriram-se implicações ainda válidas nos dias de hoje.

O uso das essências florais é um dos métodos antigos de cura que pavimentou o caminho para a medicina hado. A energia e a vibração das flores são transferidas para a água e o paciente, ao ingeri-la, beneficia-se das suas propriedades de cura, tanto física quanto mental. Alguém poderia argumentar que, durante o processo de transferência, são na verdade os componentes da flor que se dissolvem na água; no entanto, é apenas a sua vibração que é transferida. Uma análise química da essência floral só detectaria água.

A ciência das essências florais teve início com o bacteriologista britânico Edward Bach, criador das essências florais conhecidas como Remédios Florais de Bach, hoje encontradas no mundo todo. A terapia das essências florais acabou por se expandir e incorporar as características de cada país. No Japão, existe uma forma muito conhecida de essência floral chamada Findhorn. No norte da Escócia, perto do lago Ness, existe uma comunidade chamada Findhorn que recebe visitantes do mundo todo e patrocina eventos e cursos que ensinam as pessoas a viver em comunhão com a natureza e a descobrir o seu verdadeiro caminho ao longo da vida.

Marion Leigh foi quem iniciou o trabalho com florais na comunidade Findhorn. Eu entrevistei essa mulher, cujo sorriso tem o brilho das flores, quando ela visitou o Japão, muitos anos atrás. Nessa ocasião, ela me disse:

> O nosso corpo serve de instrumento para cumprirmos missões espirituais. Para cumprirmos a nossa missão, precisamos nos libertar de sentimentos e emoções deturpados – medo e pesar, tristeza, suspeita, impaciência, fraquezas e apatia –, que são obstáculos entre o espírito e o corpo.
>
> Essas emoções são a causa de muitos dos sintomas que sentimos. A nossa medicina moderna é, na maioria das vezes, incapaz de tratar as raízes das nossas doenças, mas essa é uma área em que a essência floral se provou eficaz.

De acordo com a filosofia védica indiana, existem sete pontos do corpo humano chamados chakras que servem como portais por onde a energia invisível entra no corpo. Segundo se afirma, a essência floral se utiliza desses chakras para curar certos males e partes do corpo, dependendo das características da flor. A flor do tojo, que nasce nos arredores de Findhorn, tem uma vibração de alegria e entusiasmo que é muito eficaz em casos de falta de energia, depressão e enfraquecimento do sistema imunológico. A prímula escocesa é um símbolo da paz e é usada para promover a calma e a harmonia em momentos de medo ou pânico. A flor de cerejeira pode ser transformada numa essência com capacidade para nos conduzir de volta ao nosso caminho espiritual. Ela é muito eficaz para combater padrões de pensamento negativos e sentimentos de inferioridade, ao mesmo tempo que promove sentimentos de amor e compaixão.

Para fazer a sua própria essência floral, saia de casa bem cedo, num dia claro de sol, e colha as flores. Corte o cabo de todas elas, tendo o cuidado de não tocar a flor com as mãos. Depois coloque as flores num recipiente cheio de água fresca e deixe-as ao sol. Em quatro horas, aproximadamente, a essência da flor é transferida para a água. Você pode adicionar um pouco de conhaque para servir como conservante. Guarde a essência em frascos de vidro e, quando for usá-la, acrescente mais água para diluí-la. Quando achar necessário, pingue algumas gotas da essência na língua. O seu corpo e a sua alma serão beneficiados, sem que você precise sofrer os efeitos colaterais das drogas prescritas pela medicina moderna.

Eu decidi ver o que acontecia se eu diluísse as essências florais e as congelasse para formar cristais. Não muito diferente das próprias flores, os cristais formados eram todos extremamente belos.

~~~~~

A vibração é algo que não se pode enxergar a olho nu, e é isso que dificulta a verificação dos efeitos positivos da cura hado, por meio das análises e métodos de investigação da medicina moderna. Mas o fato de não podermos verificar algo cientificamente não significa que ela não traga benefícios. Muitos dos remédios caseiros mais eficazes fazem uso do princípio da vibração. A homeopatia, uma forma de medicina vibracional, é capaz de curar o corpo por meio da água na qual se acrescenta uma vibração.

Segundo a homeopatia, "semelhante cura semelhante". Para tratar uma doença, o veneno que provoca o sintoma é diluído na água na proporção de uma parte em 10^{10} e às vezes até mesmo em 10^{600} ou até mais. O veneno, diluído a um nível quase incompreensível, é então ministrado ao paciente.

A laca, por exemplo, causa irritação quando fica em contato com a pele, mas um remédio homeopático contendo laca pode ser usado para tratar rachaduras na pele. A cebola recém-fatiada provoca lágrimas e coriza, mas o remédio homeopático feito com cebola é muito bom para tratar resfriados, febre do feno e algumas alergias cujos sintomas são olhos lacrimejantes e nariz escorrendo. Esse princípio é conhecido como "lei dos semelhantes".

A homeopatia teve início quando o médico alemão Samuel Hahnemann percebeu que a essência da casca da *cinchona calisaya*, planta usada no tratamento da malária, causava os sintomas da malária quando ingerida. Hahnemann desenvolveu e divulgou a sua teoria da homeopatia no início do século XIX e aos poucos ela foi se espalhando pela Europa e pelos Estados Unidos. Esse é um tipo completamente novo de medicina que vem sendo muito usado graças aos seus notáveis benefícios.

Na metade do século XIX já existiam mais de quatrocentas clínicas homeopáticas; até mesmo os médicos da família real da Inglaterra começaram a praticar homeopatia em 1830. Nos Estados Unidos, ela era tão popular por volta de 1900 que um em cada cinco médicos era homeopata. Mas então começaram a surgir associações médicas com a intenção de acabar com as práticas homeopáticas. Essas organizações, aliadas às indústrias farmacêuticas, exerceram uma enorme pressão sobre os médicos, fazendo com que logo a homeopatia fosse esquecida.

Esse é apenas mais um exemplo de como muitas das coisas que beneficiam o homem sofrem pressões negativas. Mas, embora a homeopatia tenha sido deixada de lado, ela logo começou a recuperar a sua antiga reputação. Hoje ela é ensinada em mais de trinta escolas de medicina da Inglaterra e praticada em muitos hospitais públicos. Na França, é possível encontrar remédios homeopáticos em qualquer farmácia, e por volta de 10% dos médicos alemães são homeopatas. Há poucos anos, a associação médica homeopática se estabeleceu no Japão e um número cada vez maior de pessoas está conhecendo os benefícios dessa prática.

A cura vem das maneiras mais inesperadas

Duzentos anos atrás, a homeopatia era considerada uma forma eficaz de medicina e muitas pessoas, ao longo dos anos, puderam testemunhar os seus efeitos benéficos. Mesmo assim, ela em geral não é reconhecida pela medicina moderna. Eu conheço um jornal científico muito popular que sempre publica artigos sobre os benefícios da homeopatia, mas esses artigos, muitas vezes temperados com uma nota de ironia do editor, costumam ser ignorados.

Muitos membros da comunidade científica diriam que, embora muitas pessoas usem a homeopatia, não existem provas científicas dos benefícios dessa prática. Mas, se ela não trouxesse benefícios, já não teria caído no esquecimento há muito tempo?

Eu sou o primeiro a admitir que a idéia de que a água é capaz de apreender e armazenar informações é algo que vira do avesso o consenso científico. Mas fenômenos não-científicos como esse são mais comuns do que se pensa.

O dr. Teruo Higa, professor da Universidade de Ryukyu, de Okinawa, no Japão, tem se empenhado para difundir o uso de uma forma de bactéria orgânica que ele desenvolveu e chamou de Microorganismo Eficaz (*Effective Microorganism* – EM). O inoculante produzido com esse microorganismo eficaz provou ser seguro – e benéfico – tanto para o homem quanto para o meio ambiente. Quando o EM é aplicado no solo, ele aumenta a produtividade agrícola e reduz a necessidade de defensivos ou fertilizantes químicos. Quando usado no tratamento da água poluída, ele torna a água potável. O EM pode ser usado até mesmo para tratar a dioxina resultante da queima do lixo plástico.

Enquanto pesquisava o EM, o dr. Higa passou por uma estranha experiência. Ele despejou um pouco dele num recipiente de cerâmica, depois o jogou fora e lavou o recipiente. Mas, embora ele lavasse o recipiente várias vezes, não conseguiu remover dali as propriedades do EM. Ele tentou até esterilizar o recipiente, expondo-o a uma temperatura elevada, mas mesmo assim não conseguiu eliminar os traços do EM.

Isso deu ao dr. Higa uma idéia. Ele transferiu o EM para um outro recipiente de cerâmica e submeteu-o a uma temperatura de 700 graus, o que supostamente eliminaria qualquer forma de vida. Constatou, então, que a bactéria tinha sobrevivido e se agregado à cerâmica. Embora contradiga a ciência, a cerâmica EM provou a sua eficácia e agora é usada com vários propósitos no ambiente doméstico (é usada em filtros de água e em materiais de construções, por exemplo), no meio ambiente e na agricultura.

Podemos dizer que essa é outra ramificação da ciência hado. Toda matéria tem o seu próprio hado e a água é capaz de transmitir essa informação energética. As moléculas da água armazenam mensagens como o disco rígido de um computador. O hado tanto pode ser benéfico quanto nocivo à vida. Mas mesmo quando a vibração é benéfica, se a água (o mediador) tiver impurezas, o hado não é transmitido corretamente.

Segundo o dr. Higa, existe na natureza tanto um fluxo de regeneração quanto um fluxo de destruição. Por exemplo, se deixarmos um pedaço de fruta em temperatura ambiente, logo ela apodrece e começa a exalar um cheiro desagradável. Esse é um fluxo rumo à destruição. A fermentação, por outro lado, é um fluxo de regeneração. É por meio desse processo que fazemos o chucrute, o iogurte, o queijo, o vinagre, a cerveja e muitos outros alimentos. Tanto a fermentação quanto o apodrecimento são causados por microorganismos, embora de tipos diferentes.

O EM é um grupo de microorganismos com capacidade de regeneração. Quando usado no solo, ele causa a proliferação dos microorganismos já presentes na terra, dando origem a hortaliças de melhor qualidade, sem a necessidade de usar defensivos ou fertilizantes químicos. O EM não faz mal para os seres humanos e não provoca o esgotamento do solo.

Em comparação, pense nas desvantagens dos fertilizantes químicos. Eles de fato eliminam os insetos que prejudicam a plantação e garantem colheitas mais abundantes. No entanto, também dizimam os insetos benéficos, junto com todos os microorganismos que normalmente enriquecem o solo. As substâncias químicas apresentam um resultado instantâneo, mas com o tempo prejudicam a fertilidade do solo. Na verdade, grande parte das terras usadas na agricultura hoje em dia, de acordo com a maioria das definições, é completamente destituída de vida. Só nós, seres humanos, temos o poder e a responsabilidade de restaurar o ciclo da natureza.

～～～～～～～

Muitos aspectos da nossa sociedade moderna parecem seguir o fluxo da destruição. A busca do prazer imediato e da conveniência faz com que as leis cíclicas da natureza sejam ignoradas e substituídas pela conveniência dos produtos descartáveis.

Estamos começando a ouvir os protestos do nosso planeta torturado. Chegamos num ponto em que precisamos perceber que, se quisermos continuar habitando a Terra, precisamos mudar – não o planeta, mas a nós mesmos.

Temos de parar de ser agentes de destruição e começar a ser agentes de renascimento. De agora em diante, precisamos deixar de ser criaturas destrutivas e passar a ser pessoas construtivas.

Uma das paisagens mais belas do Japão está num arquipélago de ilhotas situado nas proximidades de Hiroshima. A partir de 1998, os moradores das ilhas se uniram e decidiram tomar uma providência para despoluir as praias da região. Voluntários distribuíram pelas residências das ilhas vasilhames cheios de extrato líquido de EM, instruindo os moradores a usá-lo nas tubulações de esgoto. O resultado foi imediato e indiscutível. A poluição nas praias começou a diminuir e os cardumes de peixes voltaram. Hoje em dia é possível encontrar polvos e moluscos em profusão, algo que só existia na memória dos moradores mais antigos das ilhas. A região agora é conhecida pela grande quantidade de algas marinhas. E depois que o EM começou a ser adicionado à água com que se lavam as algas marinhas extraídas na região, as valas e passagens de água ficaram menos lodosas e até a qualidade das algas marinhas melhorou.

As autoridades de um vilarejo vizinho chamado Akitsucho ouviram falar dos bons resultados do EM e também passaram a distribuí-lo aos moradores da região, que constataram efeitos imediatos. As passagens de água ficaram limpas, os sapos voltaram a habitar a região e os moluscos começaram a aparecer na baía, onde antes não havia sinal de vida.

As águas próximas a Akitsucho são as que produzem hoje as melhores ostras do Japão. Depois que os habitantes do vilarejo passaram a adicionar o EM nos bancos de ostras, a qualidade da água do mar melhorou, melhorando a produtividade e a qualidade da ostreicultura. O uso do EM espalhou-se rapidamente pela costa, culminando na criação, em 2002, do Conselho de Meio Ambiente Marinho das Ilhas Seto.

Os ilhéus deram o primeiro e mais importante passo para restaurar um tipo de sociedade voltada para a regeneração e a circulação. A cura não se refere apenas à recuperação da nossa saúde física. Precisamos pensar na cura da terra, dos rios, dos oceanos e do planeta como um todo.

Mas o que significa curar o planeta? Significa voltar para o ciclo da vida – a circulação dos recursos, da água, da vida. Essa é a nossa responsabilidade como habitantes deste delicado e cristalino planeta.

CAPÍTULO TRÊS

Ciclos da água e ciclos da vida

De acordo com a teoria proposta pela primeira vez por Luis Frank, da Ohio State University, e confirmada pela NASA e pela University of Hawaii, a água do nosso planeta veio do espaço. A cada minuto, por volta de doze cometas, alguns de aproximadamente cem toneladas, caem na Terra. Esses cometas são compostos, em sua maior parte, de gelo. Quando o gelo atinge a atmosfera, forma nuvens e acaba por cair na Terra em forma de chuva, aumentando o nível de água dos oceanos. Se levarmos em conta o fato de que somos, em nossa maior parte, compostos de água, num certo sentido todos nós viemos do espaço sideral.

Você provavelmente já saiu ao ar livre numa noite enluarada e deitou-se de costas para observar as estrelas. Já sentiu uma certa nostalgia, talvez memórias de um passado distante? Quando olhamos para o céu, a nossa alma retrocede milhões, talvez bilhões de anos no tempo. Você alguma vez já teve a sensação de estar flutuando no cosmos, como um planeta? Dá para entender por que somos todos, eterna e universalmente, fascinados pelo céu.

Desde a época em que Yuri Gagarin, o astronauta russo, ultrapassou as barreiras da Terra em 1961, e Neil Armstrong deu um passo gigantesco pela espécie humana, a possibilidade de que você ou eu possamos um dia empreender essa jornada passou a ser mais real.

Os cientistas atualmente se dedicam ao estudo do planeta Marte. A NASA já tem planos concretos para enviar uma espaçonave a esse planeta, abrindo passagem para que pessoas como você e eu possamos um dia ser alienígenas num planeta distante.

Mas a viagem para Marte apresenta muitos desafios e, também nesse caso, a solução pode estar na água. Entre os riscos das viagens espaciais está o enfraquecimento dos músculos e ossos, causado pela falta de gravidade, para não mencionar o stress mental ocasionado pelos longos períodos de isolamento. A radiação cósmica é outro problema. O espaço está cheio de radiação, vinda de universos distantes e também das erupções solares, que podem ser especialmente nocivas. Para que se possa viajar pelo espaço com segurança, é preciso observar o Sol e encontrar uma maneira de evitar a radiação intensa. Isso talvez exija paredes grossas e resistentes.

Uma das maneiras encontradas pela NASA para contornar esse obstáculo é construir no espaço um ambiente protegido por colunas de água. Essa água poderá ser usada para consumo, para preparar alimentos desidratados – e para proteção. Quando ocorresse uma erupção solar, a água das colunas serviria como um escudo para os astronautas, protegendo-os contra o perigo.

Como é preciso reduzir ao máximo o peso das espaçonaves, elas só podem transportar uma quantidade limitada de água. Uma pessoa usa em média em torno de 180 litros de água por dia; numa aeronave, essa quantidade é reduzida para três litros. Porém, até mesmo esse volume reduzido de água seria uma quantidade muito grande para uma tripulação, numa viagem longa. É por isso que a reciclagem da água passa a ser uma questão importante. Os cientistas estão agora desenvolvendo sistemas capazes de reciclar a água usada para consumo e para banho, e até mesmo a eliminada no suor e na urina.

Quando a sonda Odyssey, da NASA, pousou em Marte em 2001, descobriram-se grandes volumes de água congelada um pouco abaixo da superfície. Isso significa que, num passado não muito distante, a água corria em abundância no planeta. Se essa água congelada puder ser usada, Marte pode um dia ser um planeta verdejante e habitável como o nosso. Tudo o que é preciso é levar essa pesquisa adiante e fazer dessa teoria uma possibilidade.

Em 1996, a NASA conduziu um experimento na ilha Devon, no Canadá, para simular a vida em Marte. Os cientistas estudaram os cenários biológicos, as condições de vida e as telecomunicações. A temperatura da ilha é baixa e a terra, inóspita, assim como o meio ambiente de Marte. Os cientistas estudavam a viabilidade da colonização espacial, mas o experimento também tinha outras implicações. O nosso planeta está se deteriorando rapidamente e ninguém ainda tem uma solução definitiva para o aquecimento global, para a superpopulação, para a poluição e para a escassez de água. Não sabemos até quando o nosso planeta continuará habitável. Será que um dia chegaremos ao ponto de constatar que o único modo de sobrevivermos como espécie seria nos mudarmos para um planeta distante como Marte? Esse não é um problema fácil de resolver. Se compreendermos a notável jornada da água rumo ao nosso planeta e através dele, talvez fique mais fácil encontrarmos as respostas que procuramos.

As aventuras da água no planeta Terra

Imagine que você tenha acabado de voltar de uma viagem espacial. Você pousa a sua nave no nosso planeta verdejante e descobre que está em meio a uma densa floresta. Acima de você, raios de luz atravessam as folhas das árvores. As folhas caídas formam um tapete macio e o musgo de um verde profundo envolve o tronco de uma árvore caída. As samambaias forram o chão à sua volta. Os sons da vida permeiam o ar – o bater de asas, o canto dos pássaros e o vento assobiando por entre as árvores e balançando as folhas. Quando aspira uma lufada de ar fresco e deixa que os aromas da natureza intacta invadam o seu corpo, você tem a sensação profunda de que este é o seu planeta e o seu lugar de origem. Essa é a razão por que você deve amá-lo e de fato o ama.

Agora você vê a água gorgolejando por entre as rochas e formando uma lagoa. Você junta as mãos em concha e bebe da água, sentindo a energia da terra preenchendo a sua alma. Você sabe que esse sentimento é decorrência de tudo pela qual essa água passou em sua vida secreta.

De onde vem essa água que brota das entranhas da terra? Sinta por um momento a terra, como se você fosse a própria água. Chegando do cosmos na forma de cubos de gelo, a água caiu do céu sobre montanhas e florestas, regando árvores e plantas. A primeira gota de orvalho sobre uma folha é a água em sua infância. Daí em diante ela começa uma jornada de aventuras imprevistas sobre o planeta. Depois que a água cai na forma de chuva, o que acontece?

Uma boa parte da água da chuva – um terço de toda chuva que cai – penetra na terra e é absorvida pelas plantas, para posteriormente voltar a se evaporar na atmosfera. Nas florestas perenes, logo depois de um aguaceiro, 10 toneladas de água se evaporam de cada hectare quadrado (aproximadamente 2 acres e meio).

A água então volta para a atmosfera na forma de uma névoa que se espalha por entre as árvores, ou atinge uma altitude maior, formando nuvens. A água em forma de névoa logo passa por uma transformação. Quando a temperatura cai abaixo de zero a névoa recai sobre as flores e folhas, formando uma fina camada de gelo sobre as plantas e sobre o chão.

É difícil encontrar algo mais belo do que o orvalho sobre as pétalas das flores e sobre as folhas. Uma única gotinha de orvalho cai sobre o broto de um galho e atravessa o dossel da floresta nas costas de um sapo. Assim, na manhã verdejante da mata, a água se espalha em múltiplas formas, derramando amor sobre o sapo e os brotos e recebendo amor em troca. Assim como a mãe que ama instintivamente o filho recém-nascido, a água em sua infância é amada por toda natureza.

Depois de cair na forma de chuva ou formar uma névoa que se eleva do chão, que destino tem a água? Parte dela é absorvida pelas raízes das plantas e acaba por se evaporar novamente na atmosfera, mas uma porção ainda maior penetra vagarosamente na terra e começa uma etapa incrivelmente longa da sua jornada. A sua via principal serão os incontáveis túneis secretos sob os nossos pés.

O solo está repleto de bolsões de ar, semelhantes a túneis diminutos escavados por pequenas criaturas: minhocas, centopéias, aranhas, besouros, escaravelhos, ácaros e inúmeros microorganismos, assim como toupeiras, coelhos e outros animais. Todas essas criaturas ajudam a afofar o solo, abrindo espaço no solo em todas as direções. Espaços abertos entre as pedras e a areia, e fendas deixadas pela neve derretida, pelas raízes apodrecidas, pela erosão do solo e pelos fragmentos de rocha, tudo isso serve como possíveis passagens para a água em sua incrível jornada.

A água atravessa as camadas de areia e argila e os leitos de rocha. A sua jornada descendente é profunda e incansável. Dependendo da permeabilidade do solo, não raro ela avança meros trinta centímetros no período de um ano.

Nas profundezas da terra, quando a água finalmente chega nas camadas argilosas e nos leitos de rocha, as gotas se juntam e formam linhas d'água, transformando-se às vezes em rios ou lagos, como aqueles que existem na superfície e cujos nomes conhecemos.

Desde a sua primeira infância, quando a água inicia a sua jornada através do solo, ela vem ganhando experiência e acumulando conhecimento. A sua personalidade se forma de acordo com os caminhos que percorreu, quase do mesmo modo como se forma a personalidade humana. A água que viveu a experiência do carvão, por exemplo, conheceu o cálcio e o magnésio e por isso nós a chamamos de água dura. E a água que viveu a experiência do granito praticamente não registrou a presença de minerais e por isso é conhecida como água mole.

A água acaba por aprender tudo o que é possível com o solo e se prepara para o estágio seguinte da vida. Saindo da escuridão, ela sobe para a superfície, emergindo para a luz, depois das suas inenarráveis aventuras.

Das fendas do solo, emerge água fresca e pura. De uma pequenina nascente, a água se funde com a que cai fresca do céu e com a que invade o solo para formar um regato que corre montanha abaixo até se transformar num rio.

O rio ganha impulso e escava as camadas do solo à medida que vai ficando mais largo e profundo, como uma criança de olhos vivos. O rio se avoluma o bastante para escavar a montanha ou até mesmo criar um desfiladeiro. Mas não é só a água que esculpe a dureza da rocha e do solo; a maior parte do trabalho é obra dos cascalhos e da areia carregados pelo fluxo da água. Essas pequenas partículas carregadas pelo rio esculpem a terra das cercanias e até mesmo grandes rochas, acumulando força para esculpir rochas cada vez maiores.

O rio começa a desenvolver as características que dão a ele a sua reputação. Enquanto um rio fica barrento por causa da terra que carrega com ele, outro corre puro e cristalino e outro ruge montanha abaixo, chocando-se contra rochas e pedras.

Em sua viagem montanha abaixo, a água testemunha muitas coisas. Ela pode assistir a um salmão nadando contra a corrente. Cervos, ursos, esquilos e outras criaturas agrupando-se em suas margens para saciar a sede. E árvores sendo arrancadas por uma tempestade e até mesmo alterando o seu fluxo.

O rio acaba por atingir planícies e passa a fluir com suavidade, avançando como uma grande serpente que rasteja pelo chão. Nunca satisfeito com seu curso, o rio continuará a mudar, alargando-se e acumulando sedimentos em seu leito, e depois estreitando-se para triturar as pedras do caminho.

Se pudéssemos ver a passagem das eras em segundos, veríamos como os rios se retorcem e serpenteiam ao longo do tempo. Embora a maioria dos rios estabeleça o seu curso tão lentamente que está além da capacidade de qualquer método de mensuração, existem aqueles que mudam relativamente rápido. O rio Mississippi, por exemplo, pode avançar vinte metros num único ano.

Depois que um rio muda de curso, a areia e a terra que ele carrega geralmente se acumulam, formando bancos naturais. Então vem a enchente e desfaz esses bancos, levando os sedimentos para as margens. Essas planícies de inundação tornamse a terra fértil que dá à luz novas civilizações.

O império egípcio surgiu às margens do Nilo. Embora as enchentes sejam consideradas desastres naturais, elas também fertilizam a terra, permitindo que civilizações se estabeleçam e se desenvolvam.

Quando a água encontra os seres humanos, ela testemunha muitos outros fenômenos. Um velho cruzando uma ponte, uma garotinha de bicicleta, um casal sentado em suas margens, observando o correr das águas. Cada vez mais lento e suave, o rio assiste às crianças brincando no parque que o margeia e um pai brincando de pega-pega com o filho.

O rio, agora em seu crepúsculo, fica cada vez mais suave à medida que se aproxima do mar. Então chega o momento em que ele finalmente encontra o mar e o seu fluxo chega ao fim.

Todo o sedimento carregado pela água é despejado no estuário do rio. O resultado é a formação de um delta. O Ganges, o Mississippi e o Amazonas formam todos eles enormes deltas

O breve intervalo de vida de um cristal de água (em torno de dois minutos) revela-se por meio de fotografias.

O drama da vida é encenado em apenas dois minutos, tempo que o cristal leva para se formar e se desfazer.

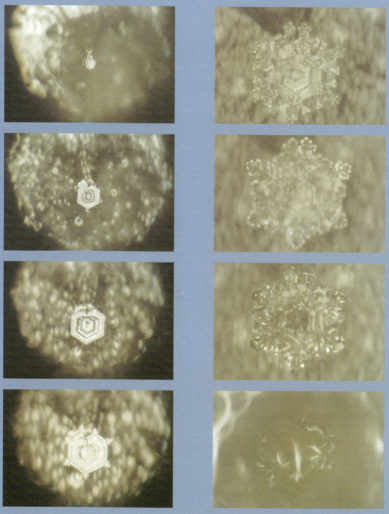

Um pequenino grânulo branco se forma na superfície de uma gota de água congelada. Num breve momento, uma jóia de cristal aparece no microscópio e então derrete.

As palavras se refletem na água.
Nós mostramos as palavras à água contida num copo.

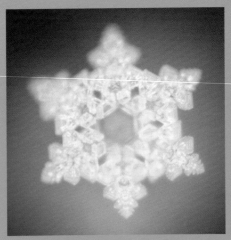

Felicidade
Um cristal de formato quase perfeito se forma, com a aparência de um diamante de finíssima lapidação. Talvez ele queira nos dizer que o equilíbrio é uma importante condição para a felicidade.

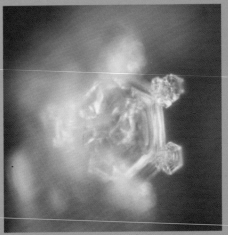

Infelicidade
Este cristal fraco e indistinto demonstra desequilíbrio e parece que se formou apenas parcialmente. A infelicidade não é o oposto da felicidade, mas sim o que sentimos no caminho que nos leva a ela.

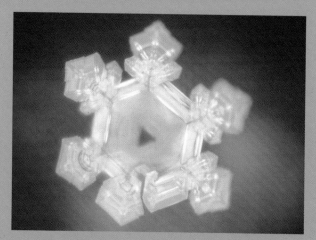

Agüente firme!

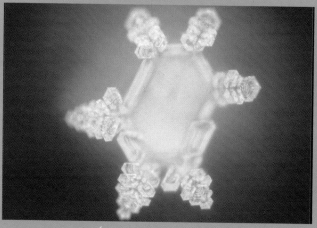

É só o seu jeito de ser

A frase "Agüente firme!" resulta num cristal firme e contraído. Mas a frase "É só o seu jeito de ser" dá origem a uma forma única que parece se distender, assim como a sensação de expansão pessoal proporcionada pela frase.

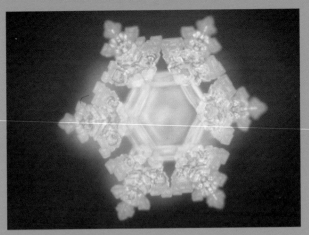

Você é lindo!

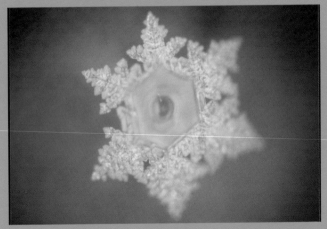

Procure ser belo

"Você é lindo!" resulta num cristal bonito e natural. A água exposta à frase "Procure ser belo" dá origem a um cristal ligeiramente deformado. Isso indica que o elogio dá mais resultado do que a pressão.

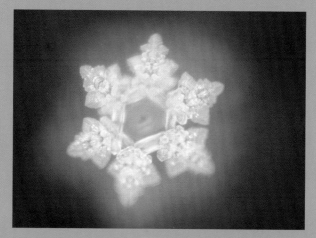

Gostar

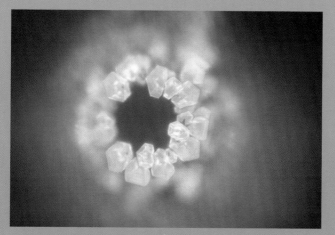

Odiar

A palavra "gostar" parece dar origem a um cristal com formato de um coração exultante, e a palavra "odiar" resulta num cristal vazado, que causa uma impressão de sufocamento.

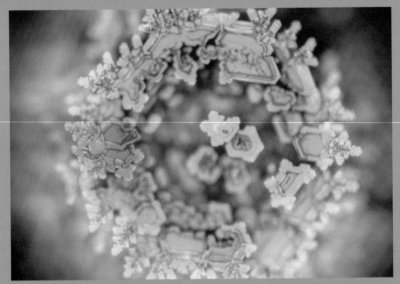
Poder

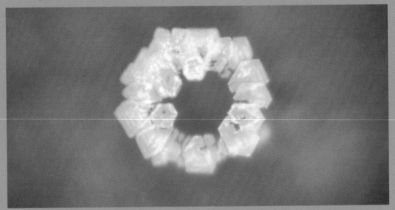
Desamparo

A palavra "poder" cria um cristal original, mas desordenado e confuso; nem todos os problemas são solucionados com poder. A palavra "desamparo" resulta num cristal de aparência vazada, destituído do seu poder.

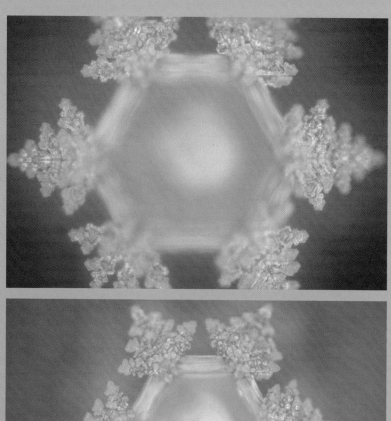

Inocência

Fazer as coisas com inocência pode dar a você um grande poder de realização. O cristal ficou tão grande que mal coube na moldura e fomos obrigados a diminuir a magnificação do microscópio para tirar a foto.

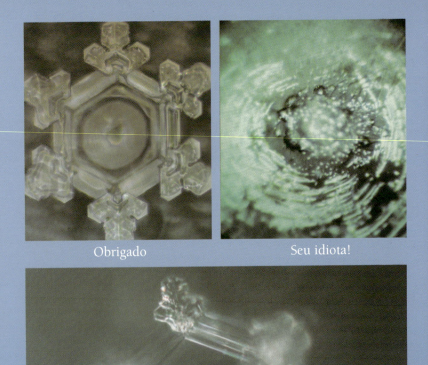

Obrigado

Seu idiota!

Obrigado e Seu idiota!

Quando as duas frases das fotografias do alto da página, extraídas de um dos meus livros, foram combinadas, o resultado foi um cristal fino e malformado. Isso pode indicar que o poder da frase "Obrigado" é mais forte do que o de "Seu idiota!"

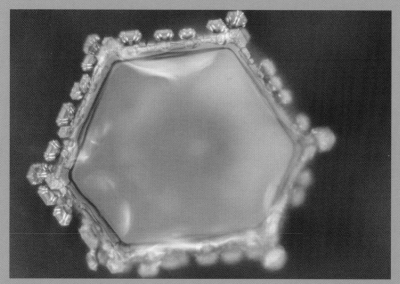

"Obrigado" em malaio

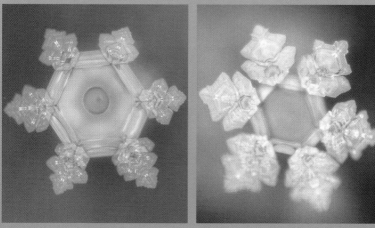

"Obrigado" em tagalo   "Obrigado" em português

Como mostrei nos meus livros anteriores, verificamos o resultado das palavras equivalentes a "Obrigado" em vários idiomas. O cristal do "Obrigado" em malaio tinha um formato singular. A palavra "Obrigado" em várias línguas tem nuances variadas, resultando em cristais extremamente diferentes.

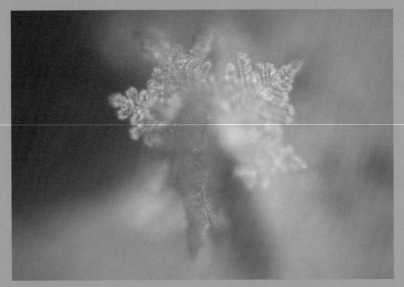

Guerra

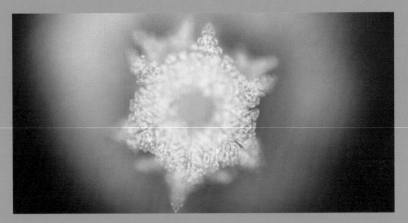

Paz

O cristal exposto à palavra "guerra" foi formado dois meses antes do 11 de setembro de 2001. O seu formato dá a impressão de que um avião está colidindo com ele. A palavra "paz" criou um cristal que lembra pessoas em harmoniosa comunhão.

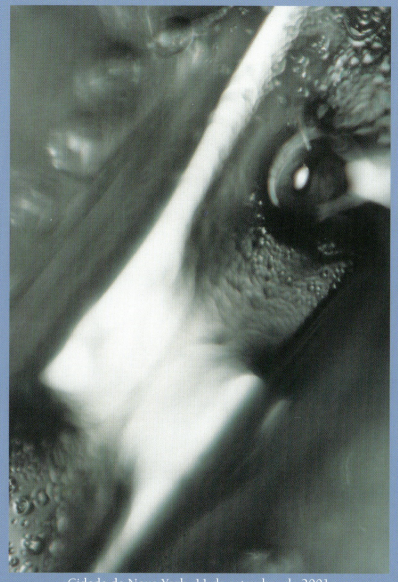

Cidade de Nova York, 11 de setembro de 2001

Os acontecimentos de 11 de setembro de 2001 chocaram o mundo. A água formou um cristal semelhante a um terrível pesadelo.

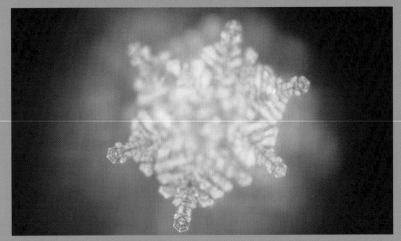

Coexistência

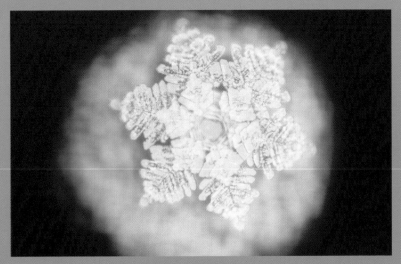

Competição

A palavra "coexistência" resulta num cristal formado por dois cristais, e a palavra "competição" criou um cristal de surpreendente beleza. Isso pode indicar que a competição saudável é uma coisa positiva.

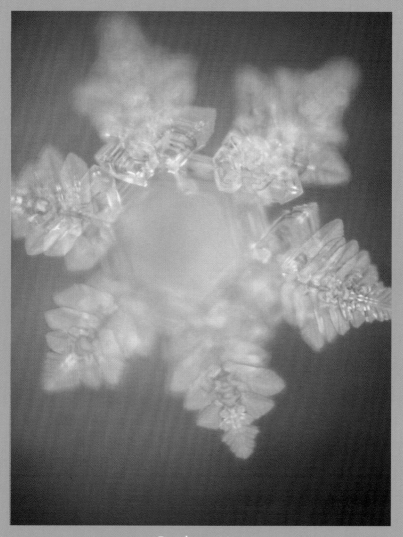

Paz de espírito

"Paz de espírito" criou um cristal expansivo. Talvez seja disso que as pessoas desta época tumultuada mais precisem. Essa é uma foto que talvez você queira carregar com você na bolsa ou na carteira.

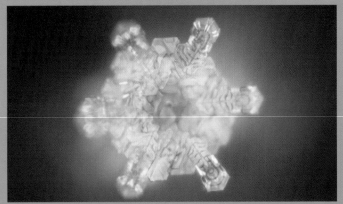

O deus da felicidade e da riqueza

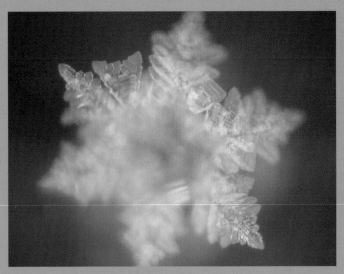

O deus da pobreza

No Japão, a religião xintoísta presta culto a centenas de divindades; essas são duas delas. O cristal do alto da página é cheio e arredondado, enquanto o da outra foto é pontiagudo. Segundo a minha interpretação, isso significa que, se você viver a sua vida de maneira rude e severa, semelhante às pontas do cristal pontiagudo, a felicidade e a riqueza podem não sobrevir.

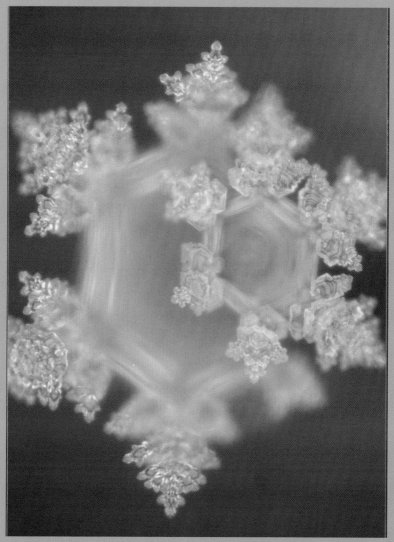

Amor conjugal

Este cristal pode representar a dinâmica de um relacionamento em que um parceiro tenta preencher as necessidades do outro. Evidentemente, o ideal é que os parceiros se alternem nesses cuidados.

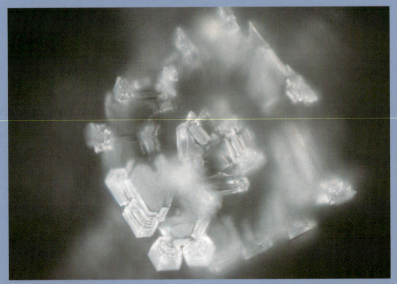
Mercadorias e capital

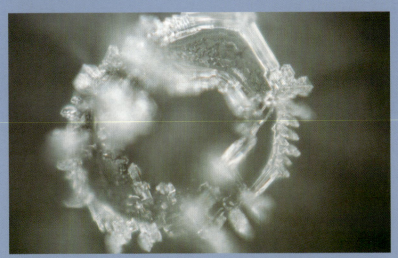
Petróleo

Essas são as forças que movem a economia moderna. Elas não são ruins por natureza, mas a falta de equilíbrio resulta no caos.

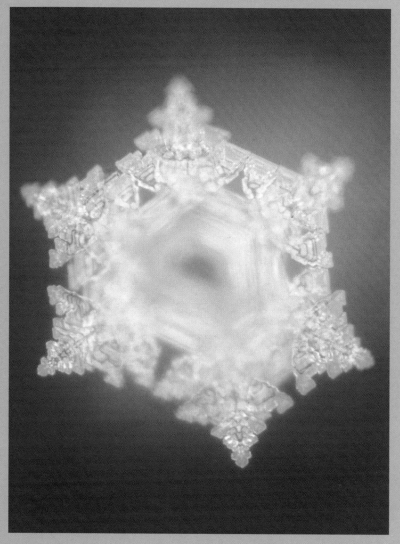

Cânhamo (planta da qual se obtém a maconha)

Como será explicado no Capítulo 5, o cânhamo tem um grande potencial e pode ser usado na confecção de vários produtos com boas vibrações, entre eles alimentos e roupas.

Melodias de cura que tocam o coração

Como se pode deduzir pela formação dos belos cristais, essas músicas têm o poder de curar.

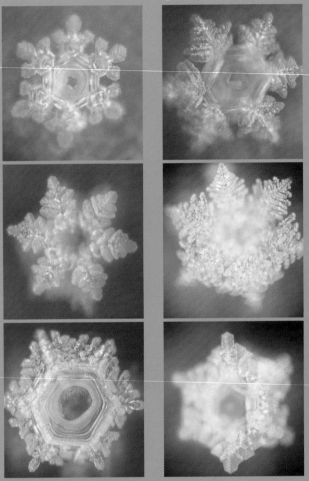

"Keys to My Heart", da autoria de Alan Roubik (1-6)

O compositor americano Alan Roubik faz pesquisas sobre o poder de cura da música, e os cristais formados enquanto ele interpretava uma de suas canções são, todos eles, muito bonitos. Essa é uma prova de que sua música de fato exerce uma influência terapêutica.

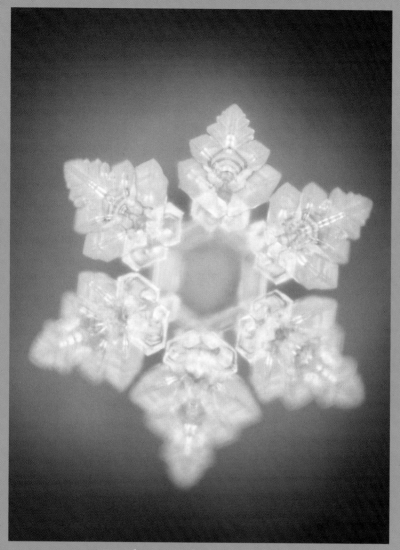

"Marcha Nupcial" de Mendelssohn

Este cristal é resultado da alegre "Marcha Nupcial" de Mendelssohn. Ele nos traz à mente um botão em flor, o que nos faz lembrar uma bela noiva.

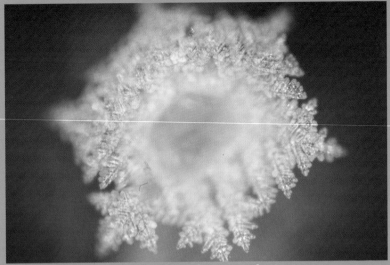

"A Cavalgada das Valquírias", de Wagner

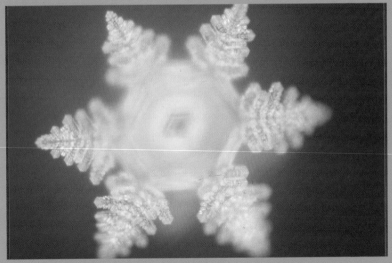

"Zigeunerweisen", de Sarasate

Trata-se de dois compositores da segunda metade do século XIX. Embora os motivos sejam diferentes, ambos os cristais resplandecem com um brilho terapêutico.

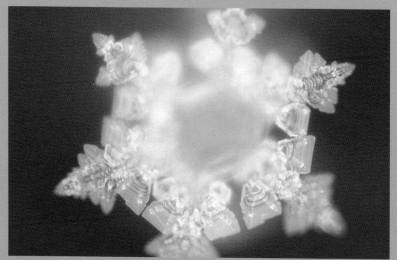

Adágio, de Albinoni

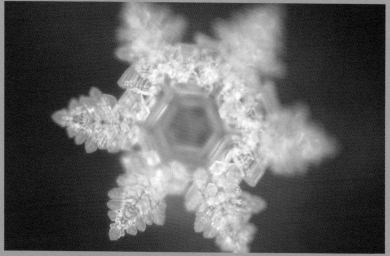

"Ave Maria", de Schubert

O primeiro cristal é o reflexo de uma melodia triste, enquanto o segundo, que reflete a "Ave Maria", é um cristal de formas harmoniosas, que parece transbordar de amor.

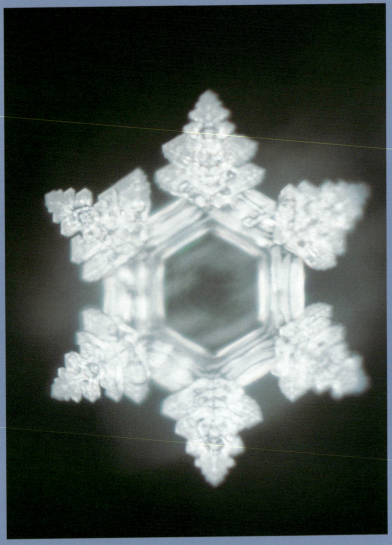

"Edelweiss", do álbum *The Sound of Music*

Edelweiss, em alemão, significa "branco nobre e precioso", que é exatamente o que lembra o cristal. É possível imaginar um espelho de vidro no cristal de um branco cintilante.

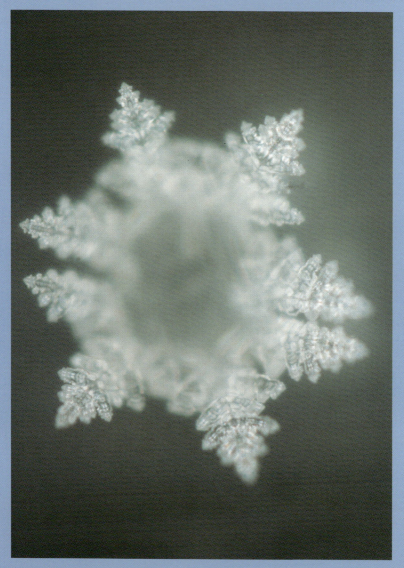

"Amazing Grace"

Esse famoso hino gospel americano deu origem a um cristal admirável, de ar grandioso e reverente.

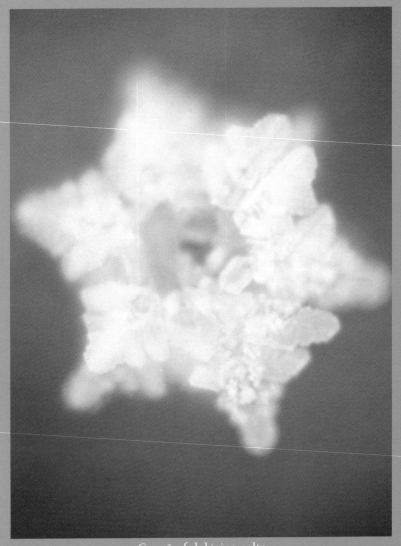

Canção folclórica celta

Pusemos para tocar uma canção interpretada por Enya, uma cantora irlandesa de espírito celta. O resultado foi um cristal puro, inocente e esbranquiçado, assim como a voz dessa cantora.

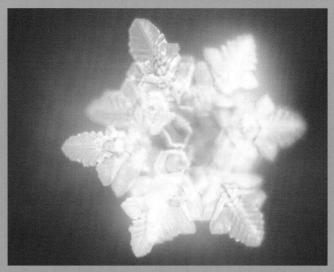

"Rokudan", canção tradicional do Japão tocada com um instrumento de cordas japonês

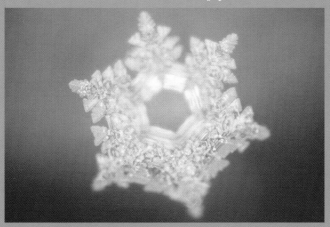

"Hyojo Etenraku", antiga música de corte japonesa

Essas duas músicas instrumentais tradicionais do Japão foram tocadas para a água, dando origem a cristais belíssimos e ordenados que se assemelham aos tons desse instrumento japonês (acima) e do caráter ordenado da música de corte (abaixo).

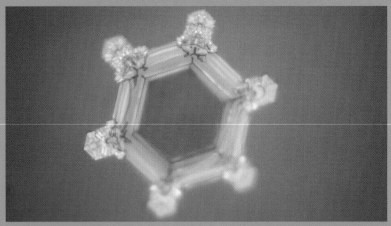

"A Garça e a Tartaruga", canção popular tradicional japonesa

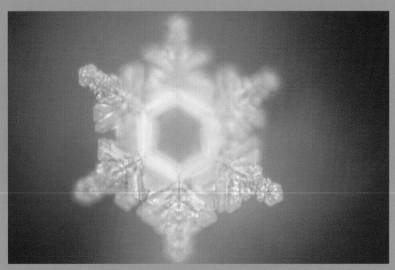

"O Verde do Pinheiro", canção tradicional japonesa
em forma de poema

Essas são duas músicas vocais tradicionais do Japão. Foi interessante ver a formação de um cristal com formato de tartaruga, como indica o título da canção (acima). "O Verde do Pinheiro" é uma canção sobre uma bela prostituta.

O poder da oração pode mudar o mundo.
Como se pode ver pelas fotos a seguir, os cristais produzidos antes e depois de orações em favor da água e do mundo são totalmente diferentes.

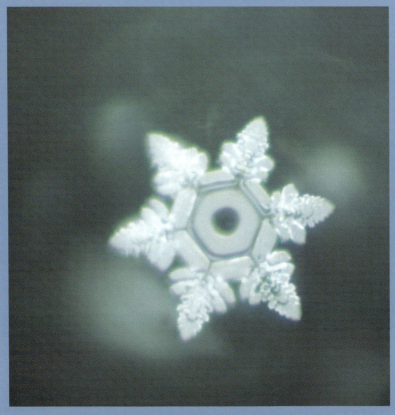

Água que recebeu a oração de quinhentas pessoas

Simultaneamente, 500 pessoas de todas as partes do Japão fizeram uma oração de amor pela água. Tratava-se de uma água comum de torneira, que geralmente não forma cristais devido ao cloro. No entanto, depois da oração essa água deu origem a belos cristais. Sentimentos de amor exercem um efeito instantâneo, não importa a distância ou a fonte da água.

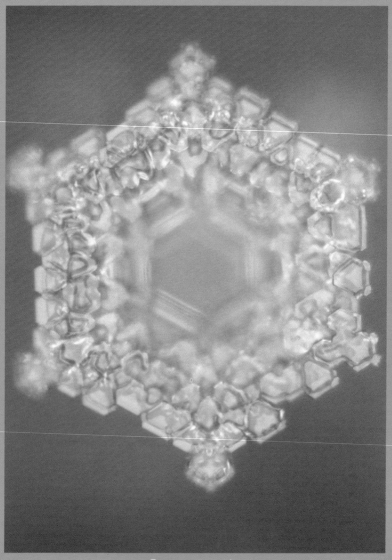

Canção sânscrita

Esse cristal é resultado de uma oração a Shiva. O padrão, tão harmonioso e ordenado quanto uma mandala, é realmente divino.

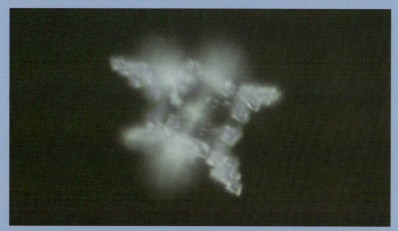

Lago de Lucerna, antes da oração

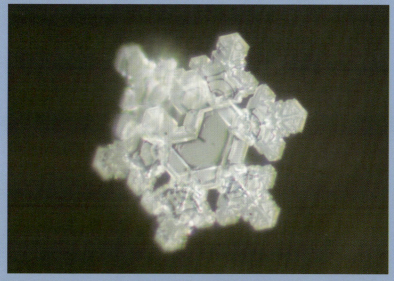

Lago de Lucerna, depois da oração

Nós fizemos uma oração luterana em favor do lago de Lucerna, na Suíça. O cristal que se formou depois da oração apresentou uma diferença notável.

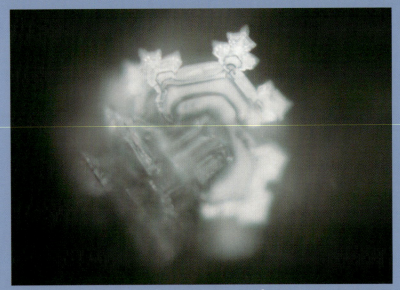

Lago Zurich, na Suíça, antes da oração

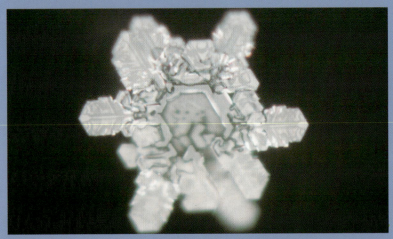

Lago Zurich, na Suíça, depois da oração

O cristal formado antes da oração ao lago Zurich era deformado, enquanto o outro, que se formou depois da oração, era absolutamente fabuloso.

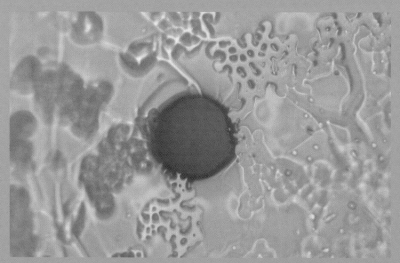

Bahamas, antes da oração

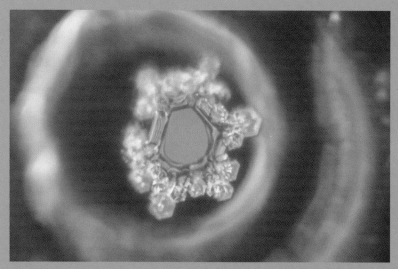

Bahamas, depois da oração

Nós demos as mãos em volta de um copo d'água sobre a mesa e falamos à água com sentimentos elevados. Isso resultou num cristal completamente diferente.

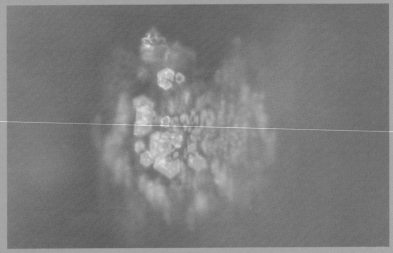

Lago Uchi, Oklahoma, antes da oração

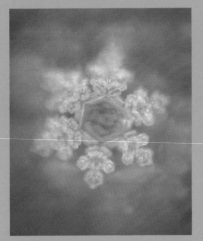

Lago Uchi, Oklahoma, durante a oração

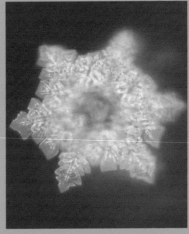

Lago Uchi, Oklahoma, depois da oração

Reunimos pessoas que moravam perto do lago Uchi, em Oklahoma, nos Estados Unidos, e pedimos que oferecessem uma oração à água. A mudança no formato do cristal é evidente.

CICLOS DA ÁGUA E CICLOS DA VIDA

em formato de vassoura, quando se encontram com o oceano. O que provavelmente se inicia como um pequeno banco de areia acaba por se desenvolver até se transformar numa grande extensão de terra, criando uma nova e espaçosa costa. A terra fértil desses deltas dá origem às maiores regiões agrícolas do mundo – a última dádiva que a água oferece à humanidade antes de se entregar ao oceano, no final da vida.

Mas esse, na verdade, não é o fim da vida das águas, pois o oceano também é cheio de vida e, junto com todas as criaturas marinhas, a água está apenas recomeçando a viver. No eterno processo de renascimento, a água nos confia toda a sua sabedoria e experiência. Num ciclo que cremos ser eterno, a água percorre a jornada que se inicia no cume das montanhas e vai até as profundezas do oceano, carregando a vida em seu seio e ligando tudo em perfeita harmonia.

Enquanto empreende a sua jornada pela vida, a água se torna uma testemunha de toda a vida sobre a Terra e passa a ser, ela mesma, o fluxo da vida.

A segunda coleção de fotografias deste livro é composta de imagens da água coletadas em vários pontos do seu ciclo, desde a nascente até os pontos mais longínquos dos rios. Também expusemos a água a várias fotografias da natureza e de plantas, para saber como ela se revelaria na forma de cristais. Dentro desses cristais é possível ver o reflexo da vida.

Deixe a água fluir
Grande parte da história humana se passou às margens dos rios. Os grandes centros culturais da civilização desenvolveram-se, todos eles, ao longo do leito de rios – o Nilo, o Tigre e o Eufrates, o Indus e o rio Amarelo. Para onde quer que tenham viajado exploradores, eles buscaram a água ao longo do caminho.

Desde os tempos em que viajávamos no dorso de um cavalo até a época dos automóveis, os rios testemunharam as obras da nossa raça. Hoje em dia as pessoas continuam a caminhar pelas margens dos rios, olhando o fluxo da água e falando sobre seus sonhos e esperanças.

Mas agora, armados com tecnologia e conhecimento, nós nos empenhamos até para mudar o fluxo da água, acreditando que isso possa trazer grandes benefícios à humanidade. E conseguimos. Ou assim parece.

Em 1971, foi inaugurada no rio Nilo a nova barragem de Assuã, com 3.600 metros de extensão e 110 metros de altura acima do leito do rio. Ela exigiu a transposição do Templo de Abu Simbel e a remoção de cem mil pessoas que moravam na região. A inauguração foi celebrada com gritos de alegria. O homem tinha finalmente conquistado o Nilo, colocando um ponto final na longa história de enchentes, além de produzir eletricidade suficiente para um quarto da população do Egito.

Mas aos poucos começou a ficar bem claro o que o rio, na verdade, proporcionava. Depois de represado, o Nilo deixou de fertilizar as terras das suas margens, usadas para agricultura. Sistemas de irrigação tiveram de ser implantados e, pela primeira vez, foram usados fertilizantes químicos. A irrigação aumentou a salinidade do solo e deteriorou a sua camada arável. Formaram-se grandes poças de água no delta, as quais passaram a servir de criadouros de insetos nocivos, aumentando a incidência de doenças entre os moradores da região. As próprias terras planas do delta começaram a afundar. Os cientistas logo perceberam que a população de peixes da barragem era contaminada pelo mercúrio, quando as águas dos vales montanhosos eram escoadas para a represa. A vegetação que ficou submersa passou a favorecer a proliferação de bactérias que, expostas ao mercúrio, passaram a conter metilmercúrio, uma substância extremamente tóxica. A densidade no ecossistema pouco a pouco foi aumentando até que essa substância passou a entrar no corpo dos peixes em quantidades alarmantes.

As enchentes anuais do Nilo podiam dificultar a vida dos seres humanos ao longo das suas margens, mas consistiam numa parte integrante do ciclo vital de muitas criaturas. A barragem acabou com um complexo ecossistema que a natureza levou centenas de milhares de anos para criar.

Efeitos parecidos são vistos em outras partes do mundo nas quais rios foram represados. No Canadá, níveis elevados de mercúrio foram encontrados em amostras de cabelo dos índios da tribo Cree, que vivem nos arredores da baía James e do rio Peace, desde que o lago onde pescavam foi inundado para a construção de uma hidrelétrica. Esse mesmo fenômeno também pode ser visto em outras partes do Canadá.

Esses são exemplos do que acontece quando bloqueamos ou mudamos o fluxo da água.

Chegou a hora de colocarmos o pé no freio e pararmos para pensar. Tenha sempre em mente a jornada pura e natural da água e você verá como os seres humanos se encaixam nesse delicado ciclo vital. Fazemos parte desse ciclo e precisamos respeitá-lo. Já vimos como a água mostra o seu amor derramando as suas dádivas sobre as flores, as árvores, os pássaros, os insetos e todas as pequenas criaturas da natureza, enquanto segue o seu caminho. Em retribuição, a água é amada por toda a natureza.

É hora de voltarmos a fazer parte desse ciclo. Quando tiver aprendido a amar a natureza do fundo do coração, você também estará pronto para ser amado pela natureza.

A Terra sabe como atender às nossas mais fervorosas orações. Quando você reza, a Terra responde. E então o amor se espalha por toda a vida e pela água.

CAPÍTULO QUATRO

A maravilha do hado: explicando o inexplicável

"Muito tempo atrás, no alto de uma remota montanha, morava uma velha xamã..." Assim começa a história que me contou um velho aborígine com um bigode branco desgrenhado e um rosto escurecido pelo tempo. Ele tem quase 90 anos de idade, mas ninguém, nem sequer ele mesmo e a família, sabe a sua idade exata. Sua sabedoria e conhecimento, acumulados ao longo de décadas, são tão profundos quanto as rugas do seu rosto.

Foi em agosto de 2002, quando pela primeira vez eu visitava a Austrália para fazer palestras, que fui apresentado a Eric, o ancião aborígine. Nós nos encontramos num restaurante e eu lhe mostrei a minha coleção de fotografias de cristais de água. Ele as contemplou demorada e atentamente e depois começou a me contar uma antiga história transmitida ao longo das gerações.

Essa xamã cruel vivia no topo da montanha Ridge, na região ao norte agora conhecida como New South Wales. Um rio corria montanha abaixo e a xamã morava perto da cabeceira desse rio.

Um dia ela olhou para o vale esculpido pelo rio e viu o povo feliz ao longo de suas margens. A visão de tanta felicidade encheu o seu coração de ressentimento e impregnou a água com os seus pensamentos. Ela encheu o rio de rancor e com o desejo de que só ela fosse feliz.

Ela também bloqueou o fluxo do rio, de modo que só um fio d'água chegasse até o povo. O leito do rio, por onde a água cristalina corria livremente, encheu-se de entulho. As pessoas que moravam em suas margens logo começaram a ficar doentes, e os furtos, os tumultos e as brigas começaram a aumentar cada vez mais por causa dos maus pensamentos que a xamã irradiara para a água.

Passaram-se anos de dor e desolação. Então um dia um jovem xamã foi dar um passeio com o seu cão pela região do vale. O cão avistou um canguru e saiu em seu encalço, obrigando o dono a esperar por ele durante um bom tempo. Quando finalmente voltou, o animal pingava água, mas não era a água barrenta do rio.

Curioso para saber de onde vinha a água limpa em que o animal se banhara, o jovem xamã seguiu o cachorro montanha acima, até as proximidades da casa da malévola xamã. Então o xamã pôde ver onde as águas cristalinas do rio haviam sido represadas.

O rapaz jogou na água a velha xamã e a força das águas a arrastou montanha abaixo. O povo diz que as fissuras nas pedras da cabeceira do rio foram causadas pelas unhas da xamã, no seu desespero para não ser vencida pela correnteza.

Quando estava prestes a se afogar, a xamã conseguiu se agarrar a uma grande rocha. O jovem xamã a viu e disse a ela, "Eu salvarei a sua vida se você mudar a sua maneira de ser. Fique onde está e prometa que trabalhará pelo bem do povo".

A xamã prometeu e se transformou numa enorme árvore fincada no alto da rocha. Os ribeirinhos puderam finalmente voltar a viver felizes e em paz. A velha xamã, na forma de uma árvore, permaneceu às margens do rio, advertindo as pessoas do perigo da correnteza.

Ao ouvir a história de Eric, eu me surpreendi com a frase "que a xamã irradiara para a água". Então eu percebi que isso estava absolutamente de acordo com o princípio do hado. Eu nunca imaginara que encontraria uma frase como essa numa história passada de geração em geração, ao longo de milhares de anos. Mas eu deveria saber que quanto mais vive uma pessoa, mais provável é que ela saiba que tais coisas são possíveis.

Foi uma surpresa ouvir uma história sobre a água como essa num recanto tão distante neste mundo. Assim como os mitos e fábulas de outros países e culturas, as histórias dos aborígines da Austrália estão repletas de verdades sobre o universo e sobre a maneira como a vida deve ser vivida.

Com essa fábula contada pelo ancião aborígine, aprendemos que a água sempre tem de fluir. Quando esse fluxo é obstruído, o rio começa a morrer. Também aprendemos que a inveja e a ganância têm o poder de destruir o que é bom – uma mensagem bem oportuna nos dias de hoje.

Essa história ainda nos ensina outra lição: a de que a água tem a capacidade de registrar emoções e de espalhar o hado dessas emoções para o resto do mundo. Em outras palavras, as mensagens que a água carrega pelo mundo dependem, para o bem ou para o mal, de cada um de nós.

Aos olhos dos nossos ancestrais, a fantasia, a ciência e a teologia eram praticamente a mesma coisa. E as histórias eram a maneira que eles tinham de transmitir as verdades deste mundo às futuras gerações. Essas histórias baseavam-se na compreensão que eles tinham das leis invisíveis que governam o mundo visível.

Os médicos eram os xamãs que rezavam pelos aflitos e curavam as suas doenças. Esse é também o papel dos cristais de água. Na verdade, a minha jornada rumo aos cristais de água começou graças ao meu desejo de curar.

Eu conheci o mundo estranho e maravilhoso do hado há mais de quinze anos. Eu tinha acabado de fundar a minha empresa, a IHM (originalmente International Health Medical e atualmente International Hado Membership) e estava importando dos Estados Unidos um aparelho médico de baixa freqüência, usado para aliviar a dor. O meu contato nesse país, um bioquímico chamado dr. Lee H. Lorenzen, contou-me que a esposa dele tinha ficado muito doente algum tempo antes. Ela fez todos os tratamentos médicos possíveis, mas nada parecia surtir efeito. Então ele resolveu tentar a água.

Ele formou uma equipe de cientistas especializados em eletrônica e física, com o objetivo de desenvolver a água da melhor qualidade possível. Eles começaram a pesquisa com a hipótese de que a água tinha a capacidade de transferir informações. O dr. Lorenzen me contou que eles de fato conseguiram desenvolver essa água. Então um dia eu tive a oportunidade de ver por mim mesmo o que ela era capaz de fazer.

Sob o céu azul radiante da Califórnia, fui jogar golfe com o dr. Lorenzen e com dois pesquisadores que trabalhavam com ele quando o meu tornozelo começou a latejar por causa de uma antiga lesão que eu sofrera jogando *rugby*. Os três notaram que eu estava mancando e ficaram preocupados.

Quando finalmente voltamos para a sede do clube, um dos meus companheiros de jogo deu-me um saquinho cheio de água e aconselhou-me a passá-la na região do tornozelo. Eu não acreditava que a água pudesse tirar a dor, mas também sabia que não me faria nenhum mal, por isso umedeci o tornozelo dolorido com a água.

Para o meu espanto, parei de sentir dor ao andar e até ao alongar o tornozelo. Não tive outra escolha senão me interessar mais pela estranha água.

Nessa época, havia no Japão um interesse geral pelos vários tipos de água com supostas propriedades terapêuticas, por isso eu assinei um contrato para trazer essa tecnologia para o Japão e convidei o dr. Lorenzen e dois pesquisadores para dar seminários nas cidades mais importantes do país.

Em todos os três seminários apresentados, talvez por serem gratuitos, a platéia ficou lotada. Mas eu logo percebi que as explicações sobre as propriedades de cura da água eram complicadas demais para a maioria das pessoas. Eu mesmo mal conseguia entender o que os cientistas descreviam. Algumas pessoas se levantavam e iam embora no meio do seminário e muitas cochilavam na cadeira. Foi um verdadeiro desastre.

Refleti sobre o que tinha dado errado e percebi que, embora a água seja essencial ao ser humano por várias razões diferentes, nós na verdade não sabemos muito sobre ela. Nessa época, quando eu ainda pensava no que faria em seguida, ouvi uma coisa que me chamou a atenção: "A ciência se baseia primeiro na formação de uma hipótese e depois no uso de instrumentos e de tecnologia para provar essa hipótese".

Essa frase me fez ter uma idéia. Todo tipo de instrumento e de tecnologia podia ser usado para analisar substâncias químicas e outros materiais, então por que não havia nada que pudesse ser usado para analisar a água? Eu logo tratei de ligar para o dr. Lorenzen e pedir-lhe que procurasse algum aparelho capaz de analisar a água. Foi assim que vim a conhecer o MRA, que analisa e transfere hado.

Desde que trouxe esse aparelho para o Japão, em 1987, já tive o prazer de trabalhar com 15 mil pessoas, aproximadamente, que me procuraram por motivo de doença. Já escrevi mais de dez livros sobre o hado e testemunhei os casos mais miraculosos.

Ao longo dos anos, muitas pessoas tentaram imitar o aparelho de hado e feito cópias parecidas para analisá-lo, fazendo surgir uma verdadeira moda no Japão. Um grande número de pessoas passou a se interessar pelo estudo do mundo invisível do hado. Esse movimento teve impulso suficiente para nos levar à nova era e abriu as portas para um novo estágio da nossa evolução.

A compreensão do hado nos dá uma idéia melhor de como nosso mundo funciona e mais esperança para o futuro. Eu até mesmo penso às vezes que o conhecimento das possibilidades do hado é como ter nas mãos uma lâmpada mágica capaz de fazer o impossível. Em outras ocasiões, sinto que quanto mais sei sobre o hado, mais tenho de aprender sobre o que existe à nossa volta.

A prática de fotografar cristais é uma ciência subjetiva

Para conseguir a compreensão e o apoio do maior número de pessoas que pudesse, eu fiz a minha pesquisa do modo mais científico possível. Mas não podemos esquecer que nem tudo pode ser compreendido pela pesquisa ou pela ciência. As fotografias dos cristais de água nos apresentam um majestoso mundo de fantasia que muito tem a nos ensinar. Afinal, a fantasia é às vezes a melhor maneira de pintar um quadro da realidade.

Quando a água está congelada, o mesmo cristal nunca aparece duas vezes, assim como não existem dois flocos de neve exatamente iguais. Quando eu mostro os *slides* dos cristais nas minhas palestras, as pessoas muitas vezes me perguntam: "Se não existem dois cristais iguais, como você faz para escolher uma fotografia entre tantas?"

Essa é uma boa pergunta. É claro que seria impossível mostrar ao público todas as centenas de fotos que tiramos de todos os cristais, mas não vejo por que me preocupar com isso. Seria como folhear uma enciclopédia de animais e perguntar por que a imagem de um cachorro em particular pode representar todas as diferentes raças dessa espécie. Quando eu escolho uma fotografia para uma coleção, opto pela foto que mostra o cristal que representa com mais perfeição os cristais feitos sob um certo conjunto de circunstâncias.

No meu livro *The True Power of Water*, eu faço uma breve descrição de como fotografo os cristais de água. Agora eu gostaria de acrescentar mais detalhes a essa explicação. Quando estamos testando os efeitos que as palavras, as fotografias ou a música exercem sobre a água, nós começamos usando água destilada e depois expomos a água a essa determinada influência, pelo tempo apropriado. Se estamos testando a água de uma determinada fonte, como a de um lago, por exemplo, nós não a expomos a influências externas, como palavras ou música. Simplesmente usamos a água como ela é.

Para fotografar os cristais de água, colocamos 0,5 centímetro cúbico de água em cinqüenta placas de Petri, aproximadamente, usando uma seringa. Então congelamos as placas a uma temperatura de -25°C e tiramos as fotos através do microscópio. Evidentemente, o resultado nunca são cinqüenta cristais parecidos nas cinqüenta placas de Petri.

De posse das fotografias, nós as dividimos em oito categorias: beleza, grande beleza, padrão hexagonal, padrão radial, padrão em treliça, padrão indefinido, padrão deturpado e nenhuma formação de cristal.

Essa classificação nos dá uma idéia geral do tipo de cristal que se formou. Vamos supor que tenhamos, por exemplo, os cristais feitos com a água coletada no rio Honmyo, mostrados nas páginas 155-156. Quando coletamos a água desse rio um pouco antes de ele desaguar no mar, na baía de Isahaya, constatamos que os cristais ficavam quebrados e não tinham um formato hexagonal completo. Os resultados foram os seguintes:

Beleza: 0
Grande beleza: 0
Padrão hexagonal: 0
Padrão radial: 2

Padrão em treliça: 6
Padrão indefinido: 29
Padrão deturpado: 2
Nenhuma formação de cristal: 11

Isso mostra que nenhuma formação de cristal apareceu em onze placas de Petri e, mesmo quando os cristais se formavam, eles se quebravam. Nenhum dos cristais formados podia ser considerado bonito. Com base nisso, escolhemos um cristal que, a nosso ver, representasse melhor o conjunto de amostras – nesse caso, um cristal de padrão indefinido.

Vamos olhar a seguir o exemplo dos cristais formados com a água coletada perto da nascente do rio Honmyo:

Beleza: 2
Grande beleza: 4
Padrão hexagonal: 0
Padrão radial: 4
Padrão em treliça: 8
Padrão indefinido: 29
Padrão deturpado: 3
Nenhuma formação de cristal: 0

Neste caso, escolhemos um belo cristal para representar a amostra. Claro que só havia dois cristais bonitos nas cinqüenta amostras, mas quando esses cristais aparecem geralmente aparecem também muitos cristais nas categorias grande beleza, padrão hexagonal, padrão radial e padrão em treliça. Isso indica que muitas formações estavam em processo ou tinham potencial para se tornar belos cristais.

Se levarmos em conta que foi fácil conseguir cristais dessa amostra de água em particular, faz sentido escolher um cristal bonito para representá-la. Eu admito que o processo de seleção não segue com rigor o método científico, mas, em poucas palavras, nós escolhemos o cristal que melhor representa a amostra como um todo, em vez de simplesmente escolher um da categoria vencedora.

É claro que o gosto da pessoa que faz a seleção também influencia a escolha. Quando é preciso escolher fotos dentre várias de uma mesma amostra, preferimos que uma única pessoa faça a seleção, pois isso assegura mais uniformidade. É por isso que todas as fotografias deste livro foram selecionadas por mim.

Na verdade, os cristais das fotografias que tiramos são afetados por muitos fatores, como o ambiente, o horário em que a foto é tirada e até a personalidade e os pensamentos do fotógrafo. Isso não contraria o princípio da incerteza da mecânica quântica. Esse princípio foi apresentado pela primeira vez pelo físico alemão Werner Heisenberg, considerado o pai da mecânica quântica. Segundo a teoria desse cientista, cada vez que alguém olha para os elétrons, eles se movimentam de um jeito diferente. Em outras palavras, o próprio ato de observar resulta num movimento diferenciado dos elétrons, tornando a observação impossível.

Isso acontece porque a observação humana requer luz e, quando os elétrons são expostos a elétrons luminosos, eles se desordenam, tornando impossível prever a sua movimentação. Isso significa que sabemos muito pouco sobre o mundo à nossa volta. Quando essa teoria foi apresentada pela primeira vez à comunidade científica, ela aparentemente causou um grande choque.

O mesmo princípio se aplica à água. Ela muda completamente de forma dependendo da pessoa que faz a observação. Se o coração dessa pessoa estiver cheio de gratidão ou de raiva, essas emoções se refletirão na formação dos cristais.

As mudanças pelas quais ele passa durante a sua breve vida de dois minutos são outro fator que dificulta a observação do cristal. Os cristais têm uma aparência bem diferente dependendo do momento em que se bate a foto. A incerteza é, sem sombra de dúvida, um fator sempre presente no nosso mundo.

O Sol nasce pela manhã e se põe à noite. Com isso nós podemos contar. Mas, se levarmos em conta a longa história do universo, esse fenômeno é algo que só surgiu há pouco tempo e não vai durar para sempre. Depois de cinco bilhões de anos, o Sol aos poucos se expandirá e acabará por consumir a Terra. E essa também é só uma parte do processo pelo qual passa o Sol que ilumina o nosso planeta. O que são cinco bilhões de anos do tempo da Terra quando se está falando do tempo infinito do universo?

Nem todo mundo considera científicos os métodos empregados no processo de fotografar os cristais de água, pois eles envolvem um certo grau de incerteza. Na verdade, existe muita coisa no mundo do hado que suscita dúvidas e não pode ser explicado pelos padrões da análise estatística, na qual tudo é preto no branco.

Mas, quando se pensa a respeito, percebe-se que, de qualquer maneira, tudo o que qualquer cientista pode fazer é levantar uma beirada do véu que recobre a verdade deste mundo e então tentar expressar isso em palavras que a população em geral possa compreender.

Tudo emite hado

Outra pergunta que as pessoas muitas vezes me fazem é: como a exposição da água a uma foto ou a palavras pode resultar em cristais tão diferentes um do outro? Mesmo eu tenho de admitir que não é fácil responder a essa pergunta.

A primeira vez que eu tive a idéia de expor a água a palavras ou fotografias eu nem mesmo pensava em fotografar cristais de água. Eu estava experimentando o aparelho de hado que mencionei anteriormente. Quando pessoas que sofriam de problemas de saúde me procuravam no meu consultório, eu testava e analisava o seu hado e recomendava a água apropriada para o tratamento. Essa água recebia uma infusão de hado que combatia a doença. Se a pessoa estivesse doente demais para levantar da cama, eu imprimia o nome dela numa folha de papel e então testava o hado do seu nome. Ou então eu testava o hado da fotografia da pessoa. O número de pessoas curadas era tão grande que eu acabei me convencendo de que até as fotografias transmitem hado. (Para saber mais acerca desses casos, favor consultar o livro *The True Power of Water*.)

Você pode imaginar o hado como algo parecido com um desejo. Algumas pessoas, embora não muitas, são capazes de detectar o hado emitido pelas fotografias e de sentir, por exemplo, se uma pessoa desaparecida está morta ou viva, ao contemplar a foto dela no jornal. Até mesmo pessoas que afirmam nunca ter acreditado nesse tipo de poder especial podem ter premonições e depois constatar que elas se tornaram realidade. Um conhecido meu me contou que se lembrava de ter lido um artigo, certa vez, sobre um alpinista que chegou ao topo do monte Everest. Quando ele viu a foto do alpinista, ele sentiu que o rapaz não viveria por muito tempo. Não muito depois, ouviu notícias de que o alpinista estava perdido e provavelmente morto. É difícil negar que, nos recônditos da consciência humana, existe um poder oculto – talvez a intuição – que nos permite sentir o que acontece além das barreiras do tempo e da distância.

Pode-se dizer o mesmo com relação às palavras. No Japão, existe uma antiga crença de que cada palavra tem o seu próprio espírito e isso é o que faz com que seja possível transmitir mensagens e informações por meio delas.

Quando a água é exposta a frases como "Obrigado" ou "Seu idiota!", fica evidente que a água capta com perfeição as características dessas palavras. Mas quando palavras são proferidas para a água, o significado delas muda significativamente dependendo da entonação e da inflexão da voz de quem fala. A expressão "Seu idiota!" pode ter sentidos completamente diferentes quando dita por alguém com muita raiva ou em tom de brincadeira. Quando se trata de um texto escrito, o estado emocional da pessoa que o redige não tem tanta importância, e a energia pura da palavra pode se revelar na formação do cristal.

Por maior que seja a freqüência e a profundidade dos nossos estudos, continuamos a considerar notáveis – quase inacreditáveis – as mensagens que a água é capaz de transmitir através do tempo e do espaço.

O fato de que a fotografia contém informações indica a participação da consciência. Quando você vê a foto de uma paisagem e a considera bonita ou a foto de um amigo, que lhe suscita antigas lembranças, isso é sinal de que a foto desperta a sua consciência. Do mesmo modo, a fotografia da sua carteira de identidade serve como identificação por causa da consciência de que a foto de fato representa você.

Um professor de psicologia da Yale University conduziu um experimento tempos atrás. Ele selecionou algumas palavras do hebraico e inventou outras com o mesmo número de letras. Depois de misturar as palavras verdadeiras com as falsas, ele as mostrou para sujeitos que não sabiam hebraico e pediu que adivinhassem o seu significado. Os sujeitos, evidentemente, não sabiam que metade das palavras não tinha nenhum significado. Resultado: o índice de acerto foi muito maior com relação às palavras do hebraico do que às inventadas.

Esse experimento serve como base para as teorias do cientista Rupert Sheldrake, segundo o qual as palavras usadas há eras pelas pessoas formam "campos mórficos" que contêm os significados dessas palavras. Portanto, alguém que nunca tenha visto uma determinada palavra pode adivinhar o seu significado com um certo grau de precisão. O campo mórfico não é nada que você possa ver com os olhos nem é uma energia que possa ser mensurada. Uma descrição melhor seria dizer que ele consiste num outro mundo, invisível aos olhos.

Com a formação de um campo mórfico, aumenta a possibilidade de que algo ocorrido duas vezes volte a ocorrer. Esse mesmo processo se repete na História. As palavras que já foram pronunciadas em algum lugar do mundo são mais fáceis de aprender.

Para ilustrar essa idéia, vamos considerar um exemplo. Numa visita à Alemanha um tempo atrás, eu ouvi uma história impressionante. Um médico havia coletado e armazenado amostras de sangue de vários pacientes. Segundo esse médico, ele era capaz de identificar a doença de cada um desses pacientes apenas olhando para a amostra do sangue deles.

As amostras eram mantidas em tubos de ensaio lacrados e guardadas de modo a evitar contaminação ou alterações. Mas dois anos depois, quando o médico voltou a examinar os pacientes e as amostras, ele notou que os componentes do sangue tinham mudado, e de modo nem um pouco aleatório. O sangue coletado dois anos antes tinha os mesmos componentes do sangue recém-colhido. Em outras palavras, se o paciente ficara doente dois anos antes e depois tinha se curado, o sangue colhido passava a ser o de uma pessoa saudável, e vice-versa. Esse médico continuou a sua pesquisa e realizou mais dois mil experimentos, acabando por publicar os seus resultados.

Eu conheci na Alemanha um outro médico, um homem na casa dos oitenta anos, que conduziu um experimento parecido. Ele usava um pêndulo para fazer diagnósticos com base em folhas de papel embebidas com amostras de sangue dos seus pacientes. Segundo ele, era possível usar a mesma mancha de sangue ao longo de todo o tratamento, pois ela ia mudando de aparência de acordo com o estado do paciente. Ou seja, a mancha do sangue coletado dois anos antes podia ser usada para diagnosticar uma doença que a pessoa tivesse no momento.

Qual é a explicação científica disso? Eu não sei.

Como podemos interpretar os princípios do hado? Pense nas três descrições que fizemos no primeiro capítulo, com respeito ao hado.

Primeiro, o hado é vibração. Todos os seres humanos emitem uma vibração e as doenças podem ser diagnosticadas por meio do exame de uma amostra de sangue da pessoa doente.

Segundo, o hado é ressonância. O sangue tirado de uma pessoa dois anos atrás continua em ressonância com o hado que ela irradia hoje. O sangue da amostra acompanha as mudanças pelas quais passa o sangue que circula nas veias.

E terceiro, o hado é similaridade. Todo hado tem uma versão macro e outra micro, que ressoam entre si. Nos experimentos realizados na Alemanha, acredito que a amostra de sangue é uma versão miniaturizada do sangue do corpo e muda em uníssono com esse corpo.

Por volta de setenta anos atrás, um cientista chamado Harold Saxton Burr lançou muitos dos fundamentos básicos da ciência do hado. Burr era um renomado professor de anatomia da Yale University. Empenhado em compreender os mistérios da vida, ele criou o termo "campo V" ou "campo vital". Uma vez que todas as células do nosso corpo são substituídas a cada seis meses, por que sempre continuamos a ser a mesma pessoa?

Segundo Burr, assim como uma forminha usada para fazer gelatina, uma força invisível, a qual ele deu o nome de "campo vital", permite que isso aconteça. Burr acreditava que, pelo fato de esse campo vital ser um campo eletromagnético por natureza, ele podia ser mensurado. Esse cientista até chegou a desenvolver aparelhos de medição usando um indicador de voltagem e um eletrodo. Descobriu assim que as suas medições variavam de acordo com que o sujeito estava sentindo. Ele conseguia voltagens mais altas em sujeitos que estavam se sentindo felizes e mais baixas nos sujeitos deprimidos.

Parece que esse aparelho era um precursor do MRA usado na análise do hado. Depois de receber vários números codificados, ele identifica a parte do corpo que corresponde a um dos códigos. Sempre que uma das partes do corpo está com problemas, o hado emocional é influenciado. Por meio de códigos, esse hado emocional também pode ser mensurado e classificado.

No seu livro *Blueprint for Immortality: The Electric Patterns of Life*, o dr. Burr afirma que um dia será possível mensurar as emoções das pessoas em milivolts.

Qualquer pessoa que tenha trabalhado durante algum tempo com vibrações já percebeu uma coisa: a alma exerce influência sobre tudo e também sofre influência de tudo. Tanto o nosso corpo quanto as coisas que estão à nossa volta – e até mesmo o mundo em que vivemos – são criados pela nossa alma. Isso é algo que eu tenho observado muitas e muitas vezes. Existe um poder imensurável dentro de nós.

Talvez nós de fato vivamos num mundo de caos incontrolável e imprevisível. Nós realmente não sabemos o que pode acontecer daqui a pouco.

Mas esse caos também é criação nossa. E ele está transbordando de energia. Afinal de contas, antes da criação do céu e da Terra, antes que existisse um universo se expandindo de modo ordenado, só havia uma coisa: o caos.

Portanto, se você se sente perdido, desapontado, hesitante ou fraco, volte-se para si mesmo, para quem você é, aqui e agora.

E quando fizer isso, você descobrirá a si mesmo, como uma flor de lótus, nascida do lodo, bela e robusta.

CAPÍTULO CINCO

O nosso mundo e a nossa água transformados pela oração

Quando era criança, eu tinha um pesadelo recorrente. O chão tremia sob os meus pés e um vulcão jorrava lava incandescente. O oceano se avolumava em ondas gigantescas que engoliam tudo, derrubando casas e prédios como se fossem de brinquedo e todas as pessoas corriam aos gritos, enquanto a terra padecia.

Houve uma época em que eu parecia ter esse pesadelo toda noite. Eu já nem me incomodava mais. Na verdade, eu só parei de tê-lo quando publiquei o meu primeiro livro sobre os cristais de água. Suspeito, porém, que eu tenha tido o mesmo sonho milhares de vezes ao longo dos anos. Às vezes ele me apavorava a tal ponto que eu pulava da cama, completamente acordado e pronto para correr do perigo. Até o dia em que lancei o livro, eu não conhecia o significado desse sonho nem por que ele se repetia tanto. Eu sei que ele não passava de um sonho, mas essa cena infernal ainda está bem viva na minha memória.

A virada do século era vista como uma época de incertezas e instabilidade. Isso levou as pessoas a se interessar mais pelos assuntos de cunho esotérico. Tudo bem, nós sobrevivemos a julho de 1999, o mês que, segundo Nostradamus, o mundo iria acabar, e o ano 2000 chegou sem que os nossos computadores se voltassem contra nós. Embora muitas pessoas se lembrem de que sentiam a iminência de uma catástrofe, muitas outras acreditavam que estávamos às portas de um período da história da humanidade em que todo o conhecimento e sabedoria das eras culminariam numa idade de ouro. Aqueles que não tinham o mesmo sentimento pelo menos nutriam a esperança de um futuro melhor. Mas essa esperança não durou muito.

Veio o 11 de setembro de 2001 e tudo mudou. As centelhas da guerra se inflamaram no Oriente Médio, no Afeganistão, no Iraque e em Israel. A primeira página do nosso novo século, tão cheio de esperança, foi manchada de sangue. Depois veio a devastação causada pelo tsunami no oceano Índico, em dezembro de 2004, e o furacão Katrina, em 2005. E eu me lembrei do pesadelo da minha infância.

Sempre existiram pessoas que acreditavam na iminência da extinção da raça humana, do fim do mundo e da catástrofe global. Eu não acho que um futuro tão desolador espere por nós e sempre contestarei essas sombrias previsões. A razão do meu otimismo é o sentimento que tenho de que as palavras gravadas no nosso coração podem mudar os rumos deste mundo.

Mas eu tenho de admitir que, às vezes, parece que o mundo está avançando rumo à destruição da raça humana. Não importa o quanto você procure ser positivo, é difícil ignorar o fato de que estamos à mercê de uma avalanche de problemas criados por nós mesmos.

Com a população mundial uma vez e meia maior nos próximos quinze anos e 4 vezes maior nos próximos cem anos, com a rápida industrialização e com o meio ambiente se deteriorando rapidamente, a nossa sobrevivência como raça é incerta. Segundo se noticia, a temperatura aumentará de 4 a 6°C nos próximos cem anos, aumentando o nível do mar de 80cm a 1,5m e provocando a inundação de grandes cidades.

Não há garantias de que as mudanças serão graduais. Grandes ilhas já estão sendo inundadas pelas águas do oceano. A elevação do nível do mar pode provocar tsunamis como o que testemunhamos há pouco tempo no oceano Índico, assolando grandes cidades e civilizações inteiras em várias partes do planeta. Padrões meteorológicos instáveis são outra preocupação. Chuvas e secas em épocas que não costumavam acontecer estão causando verdadeira devastação no suprimento de alimentos no mundo todo.

Eu às vezes me pergunto se o pesadelo recorrente que eu tinha quando criança era mais do que um mero sonho infantil. Será que podemos alterar, pelo menos um pouco, o curso dos acontecimentos? Uma solução é mudar o modo como vivemos e as estruturas e sistemas que formam a sociedade.

Questões ambientais

No capítulo 3 discutimos as repercussões negativas do represamento das correntes fluviais. O mesmo acontece quando interferimos no delicado ciclo vital que forma os ecossistemas.

Um dos primeiros sinais de advertência foi o livro *Silent Spring*, da bióloga Rachel Carson, segundo o qual pesticidas como o DDT poluem as águas e deixam espécies inteiras de pássaros e peixes à beira da extinção. *Silent Spring* conta a história de como o inseticida dieldrin foi pulverizado na cidade de Sheldon, em Illinois, e nas áreas adjacentes, para erradicar o escaravelho e deter a sua progressão. A substância química encharcou a terra, matando ou afugentando todos os besouros e outros insetos. A morte de várias espécies de pássaros da região que se alimentavam desses insetos ou banhavam-se nas águas poluídas aconteceu em seguida e foi acompanhada da morte de esquilos, coelhos e 90% dos gatos de fazenda. Nem as ovelhas escaparam dos efeitos fatais dos defensivos agrícolas.

Carson também revelou o impacto desses defensivos sobre o salmão e a truta dos rios e da sua relação com o índice crescente de cânceres em seres humanos. Mas nada disso conseguiu deter os governos estaduais e federais, que continuaram permitindo a comercialização desses inseticidas numa escala cada vez maior.

Como era de se esperar, o trabalho dessa bióloga causou protestos da indústria agroquímica. Ele foi assunto de piadas; ela, taxada de histérica. Mas quando Carson apareceu na imprensa para se defender, a sua lógica e dignidade causaram uma expressão ainda mais profunda no público. Isso acabou obrigando o governo a admitir que ela estava certa. O discernimento e a coragem dessa bióloga ultrapassaram as barreiras do tempo e ainda é uma lição para todos nós. O livro dela é uma leitura obrigatória para qualquer pessoa que viva nos tempos de hoje.

Carson foi a primeira pessoa que nos advertiu sobre os riscos potenciais da poluição, mas também nos alertou sobre o efeito em cadeia provocado quando se rompe um elo do ciclo vital. Já sabemos que a eliminação dos insetos e das ervas daninhas por meio de defensivos químicos pode levar à extinção de uma ampla gama de formas de vida, inclusive de microorganismos que vivem no solo. E quando o solo se esgota, o uso contínuo desses defensivos torna-se uma necessidade para a produção agrícola.

Depois que o ciclo natural da vida se rompe, é quase impossível restabelecê-lo. Já se passaram por volta de quarenta anos desde que Rachel Carson nos alertou sobre os efeitos dos pesticidas. Você constatou alguma melhora na situação? Em países mais avançados, pelo menos, o uso do DDT, do dieldrin e de outros defensivos químicos que Carson mencionou já foi proibido e, em grande parte, interrompido. Mas, infelizmente, em outros países, essas substâncias ainda não foram proibidas e continuam sendo usadas.

Em nossa busca pelo lucro e pela conveniência, nós fechamos os olhos para o ciclo da vida que se formou ao longo de éons. Muito do que fazemos hoje põe em risco esse ciclo e cria um outro, de desperdício e devastação.

Materialismo que aumenta sem parar

Você já teve a impressão de que a sociedade em geral e você, especificamente, estão avançando num passo mais acelerado do que há dez ou doze anos atrás? Não é provável que os ponteiros do relógio estejam se movimentando mais rápido do que antes, mas a nossa percepção do tempo com certeza está.

Imagine que o mundo é um imenso pião rodopiando. Nós o chamaremos de "pião da cultura materialista". À medida que a cultura se desenvolve e nós acumulamos conquistas, o pião fica cada vez maior. É assim que está a vida nesse nosso estado materialista. Todo ano as vendas têm de aumentar, os impostos têm de subir e a economia tem de crescer. Somos levados a pensar que, se mantivermos o mesmo ritmo ou diminuirmos o passo, isso nos levará ao retrocesso, à depressão e ao fracasso. Cada objetivo alcançado nos leva a estabelecer outros mais ambiciosos e nos obriga a trabalhar mais e mais rápido. Sempre leais, temos trabalhado diligentemente para fazer crescer esse pião rodopiante.

Nós, na borda desse pião, temos de cruzar uma distância cada vez maior para acompanhar a sua rotação. Se um pião pequeno completa uma volta em um segundo, um pião com o dobro do tamanho – ou milhares de vezes maior – leva muito mais tempo para completar esse movimento. Enquanto um pião pequeno pode girar alguns centímetros por segundo, um pião maior pode avançar alguns metros.

O ritmo dos ponteiros do relógio continua o mesmo, mas o ritmo das mudanças está acelerando e talvez algum dia esse pião gire numa velocidade tão grande que nós não conseguiremos mais acompanhá-lo. O que podemos fazer para diminuir o ritmo desse pião?

Eu só conheço um jeito: abrindo mão do nosso estilo de vida febril e materialista. Em outras palavras, a nossa estadia neste planeta requer que façamos as malas com mais tranqüilidade. É simples assim.

Você pode achar que conseguirá fazer mais em menos tempo se viver a vida a toda velocidade, mas para a maioria das pessoas isso significa trabalhar cada vez mais num lugar de que elas gostam cada vez menos.

À medida que a sociedade se expande e as infra-estruturas ficam cada vez mais complexas, o papel do indivíduo se reduz ao de uma engrenagem insignificante de uma máquina gigantesca; sentindo-se impotentes demais para fazer qualquer contribuição, as pessoas se conformam em fazer o que lhes mandam e nada mais. Mas os maiores avanços que podemos fazer acontecem quando damos passos menores, não maiores; quando desaceleramos o ritmo em vez de acelerá-lo.

Dentro de uma empresa, os funcionários só conseguem expandir as suas habilidades dentro dos limites da sua função. Em muitas empresas de grande porte, com vários departamentos diferentes, a maioria das pessoas se limita a fazer a tarefa que lhe compete. A importância e o valor do papel de cada funcionário são mínimos, assim como a perspectiva e a necessidade de desenvolver as suas habilidades. Mas quando a empresa é pequena, o papel das pessoas que trabalham para ela fica mais importante e valioso e, sabendo disso, a maioria delas se empenha para melhorar as suas qualificações e capacidades. Elas procuram conhecer os colegas, a comunicação entre elas melhora e a motivação cresce. As idéias que costumam se perder nas complexidades das grandes organizações ficam à mostra e as inovações podem revolucionar a empresa. Os empregados mais jovens sentem esperança e motivação ao contemplar o potencial ilimitado para promoções. O conceito de que "quanto menor melhor" não se aplica apenas às empresas. Esses mesmos resultados podem ser vistos em governos e em todos os tipos de organização da sociedade.

Um sentimento em transformação

Um número crescente de pessoas está começando a entender que maior e mais rápido não significa necessariamente melhor. Está ficando cada vez mais claro que, se o homem continuar tendo a ganância e a demanda desenfreada como prioridades, isso não vai levá-lo ao sucesso, mas à destruição. Ninguém vê as instituições financeiras, as construtoras e os grandes varejistas lutando para sobreviver. Poderíamos até dizer que a destruição do World Trade Center foi o símbolo de uma mudança que está acontecendo na nossa sociedade. É evidente que os ataques terroristas são um crime hediondo, mas uma das razões por que as torres gêmeas de Nova York foram alvo dos terroristas foi o fato de serem um símbolo da economia global e um dos edifícios comerciais mais importantes do mundo. Eu acho que a destruição dessas torres nos aproximou da teoria de que "o pequeno é bonito", criada por E. F. Schumacher, defensor de uma nova economia baseada no respeito pelo ser humano.

Muitas pessoas hoje estão se agrupando para formar comunidades que vão além da definição típica de bairros e aldeias. Na Europa, nos Estados Unidos, na Austrália e em outras regiões do mundo, as pessoas estão formando comunidades com o objetivo de viver em paz com o meio ambiente. Essas comunidades têm estruturas diferentes, mas todas elas têm uma só meta: afastar-se do estilo de vida baseado no consumo e tornar-se auto-suficiente. Outro aspecto dessa tendência é o movimento contra as refeições rápidas e contra o impulso rumo à padronização, promovido pela globalização.

Nos últimos anos, também temos ouvido falar de novas moedas regionais e do impulso rumo à implantação de sistemas focados no intercâmbio de mercadorias e serviços de igual valor, em vez da expansão contínua da especulação que existe atualmente. Essa é uma outra maneira de voltar aos fundamentos do conceito de comunidade.

Uma alternativa natural e renovável para o petróleo

Uma coisa que esses antigos conceitos renovados de comunidade têm em comum é a preocupação com o meio ambiente. Há muito tempo o petróleo tem sido uma fonte de preocupação e de conflito no mundo todo. A maioria das economias mundiais é movida a petróleo, assim como muitas das guerras que estão em curso no mundo todo. Isso não é nenhuma surpresa. A energia é a base de todas as culturas. O nosso confortável estilo de vida depende da capacidade que temos de extrair petróleo em quantidades suficientes. As ruas da cidade ficam iluminadas a noite toda. Sempre existe uma loja aberta onde podemos matar a fome de madrugada ou uma vontade momentânea.

Mas o que nos acontecerá depois que tivermos usado a última gota de petróleo? As luzes se apagarão e os nossos eletrodomésticos se tornarão inúteis. Mas isso não terá importância, porque não conseguiremos mais transportar os alimentos para a nossa mesa. Os alicerces da nossa sociedade são de fato bem frágeis.

Se algo não afeta o nosso estilo de vida hoje, tendemos a pensar que não é problema nosso. Mas é agora, em tempos de abundância, que precisamos construir as bases para a sobrevivência das gerações futuras. Precisamos procurar algo que substitua o petróleo e os produtos à base de petróleo, nos quais baseamos a nossa economia.

Uma alternativa possível que chamou a minha atenção foi o cânhamo. A natureza nos supre de várias maneiras maravilhosas, então é para ela que temos de nos voltar primeiro quando buscamos soluções para os nossos problemas. O cânhamo pode proporcionar muitas coisas de que a espécie humana precisa para sobreviver neste planeta.

Com as fibras dessa planta pode-se produzir papel, tecido e até mesmo plástico. Um acre de cânhamo produz uma quantidade quatro vezes maior de papel do que um acre de árvores. O tecido feito de cânhamo é muito mais confortável do que o de algodão tratado com substâncias químicas, sem mencionar o fato de que a colheita de cânhamo é três ou quatro vezes mais eficiente do que a de algodão.

Da semente e do caule, pode-se obter óleo diesel, metanol e etanol, sem a produção do ácido sulfúrico que provoca a chuva ácida e a poluição do ar. A Ford Motors já projetou até mesmo um carro movido a cânhamo e com carroceria de plástico também feito de cânhamo.

Essa planta também pode se tornar uma ótima fonte de nutrição para o ser humano. A fruta do cânhamo tem a mesma quantidade de proteína que a soja e é de mais fácil digestão. Ela também contém os aminoácidos e ácidos graxos essenciais.

As sementes de cânhamo também podem ser usadas para fazer um óleo comestível extremamente saudável. *Huo Ma Ren* é o nome chinês desse óleo, que é largamente usado pelos herbologistas e tem muitas propriedades medicinais. Entre os produtos derivados do óleo de cânhamo estão antibióticos, agentes antidepressivos, analgésicos e medicamentos contra dor de cabeça. Segundo pesquisas, o cânhamo demonstrou resultados significativos em tratamentos contra o câncer, a AIDS, o reumatismo e as erupções de pele. Graças às suas propriedades hidratantes, o cânhamo também pode ser usado para fazer xampus e cosméticos.

Outra característica benéfica do cânhamo é o seu crescimento rápido. Em 110 dias, a planta chega a dois ou três metros de altura, o que permite várias colheitas numa única estação. No Japão, dizem que os ninjas usavam essa planta para aprimorar a sua capacidade de dar grandes saltos. Quando a planta começava a crescer, eles conseguiam saltar facilmente sobre ela, mas à medida que ficava mais alta eles tinham de se esforçar cada vez mais para saltá-la.

À medida que o cânhamo cresce, ele converte o gás carbônico em oxigênio num ritmo muito mais rápido do que a maioria das plantas. A quantidade de gás carbônico absorvido pelo cânhamo é três a quatro vezes maior do que a das folhas decíduas.

Do ponto de vista energético, o cânhamo é benéfico ao meio ambiente porque irradia um hado positivo. Na verdade, é a elevada taxa vibratória dessa planta que a faz crescer tão rápido. Trata-se de uma dádiva da natureza que poderá vir em nosso auxílio quando precisarmos.

O cânhamo tem um papel fundamental na história da América. Dizem que, sem o cânhamo para a confecção de cordas e velas, Colombo não teria conseguido cruzar os oceanos. Até mesmo a Declaração da Independência dos Estados Unidos foi escrita em papel de cânhamo. E havia plantações de cânhamo na fazenda de George Washington.

Infelizmente, existem idéias equivocadas sobre o cânhamo, devido à sua relação com a maconha, ou *cannabis*, que é ilegal em muitas partes do mundo. Apesar disso, as pessoas têm começado a despertar para os possíveis usos dessa planta. Em julho de 2001, o Hemp Car (carro de cânhamo), um veículo que funciona à base de biodiesel feito de sementes de cânhamo, deixou a cidade de Washington e começou a sua viagem por todos os Estados Unidos, para promover os benefícios do cânhamo como combustível. O empenho para atrair a atenção das pessoas para essa maravilhosa fonte de combustível foi bem-sucedido até o 11 de setembro, que ofuscou toda e qualquer notícia a respeito do carro.

No Japão, um carro movido a cânhamo também cruzou o país em 2002. Um homem chamado Yasunao Nakayama o criou para promover o uso do cânhamo. Segundo ele, essa planta é essencial para a sobrevivência da raça humana.

Quando era adolescente, o sr. Nakayama quase se afogou e passou por uma experiência de quase-morte. Ele conta que se viu rodeado de luz, num outro mundo também habitado por seres humanos. Ele viu uma planta de belas folhas e reconheceu a vibração de cura que essa planta emitia. Quando recuperou a consciência, essa experiência o levou a refletir profundamente sobre o propósito da vida.

Passaram-se vários anos até que o sr. Nakayama finalmente encontrou a planta que vira em sua experiência de quase-morte. Ele não sentiu nenhuma dúvida de que essa planta o ajudaria a compreender os mistérios da vida e do universo. A planta, claro, era o cânhamo e desde então o sr. Nakayama se dedica a estudá-la.

A versão japonesa do Hemp Car partiu de uma cidadezinha do extremo norte do Japão com destino ao santuário xintoísta de Heitate, na prefeitura de Kumamoto. O seu motor a diesel é movido a óleo de cânhamo, um biodiesel que não emite anidrido sulfuroso e produz apenas um terço da fumaça tóxica emitida pelos combustíveis derivados do petróleo.

Durante a sua viagem, o sr. Nakayama visitou muitos lugares relacionados ao cânhamo, inclusive a estrada do cânhamo, no Japão, que servia como via de ligação numa antiga sociedade auto-sustentável. Antigamente, muitas rotas comerciais ligavam o Japão. Além das rotas comerciais de sal, açúcar, seda e outros produtos, também havia as de transporte de cânhamo. Se viajar pela estrada do cânhamo, você ainda poderá ver indícios de que o antigo Japão consistia numa abundante sociedade auto-sustentável, baseada no culto de um deus solar.

A religião xintoísta e o cânhamo

Em sua longa jornada pelo Japão, o carro movido a cânhamo fez paradas em muitos santuários xintoístas nos quais o cânhamo tinha um significado especial. A sua última parada foi no santuário de Heitate, considerado o mais antigo santuário do Japão; até o nome desse santuário deriva da antiga palavra japonesa que designava o cânhamo.

Desde tempos antigos, o cânhamo desempenha um papel importante nas crenças e práticas xintoístas. A ele eram atribuídos vários poderes, inclusive o de purificar e afastar espíritos malévolos. Eu suspeito que um dos motivos pelos quais os antigos tanto reverenciavam o cânhamo era o seu crescimento rápido, que indicava uma elevada taxa vibracional. Era isso que lhe dava o poder de afastar os maus espíritos, as impurezas e outras formas de vibração inferior.

Entre as várias utilizações do cânhamo nos templos estão a confecção das cordas que eram trançadas em volta das árvores sagradas e da corda dos sinos usados na entrada dos templos, para despertar os deuses. No templo de Ise, o mais sagrado de todos os santuários xintoístas, a antiga *cannabis* é preservada junto com um espelho sagrado, ambos emblemas do corpo de Amaterasu, a deusa fundadora do Japão. Um talismã sagrado de Amaterasu é identificado como o santuário *cannabis* e todo ano são realizadas cerimônias com base no "calendário *cannabis*".

A antiga religião xintoísta pode ser descrita como uma religião de vibração. Ela não tem fundador, ensinamentos, escrituras sagradas nem cerimônias ou práticas que visem um despertar ou renascimento. O xintoísmo diz respeito, em sua maior parte, à elevação da taxa vibratória para dispersar forças negativas e à criação de espaços sagrados. Dizem que os locais dos templos antigos foram escolhidos por estar em regiões de natureza intocada e que emitiam um elevado nível de energia.

O xintoísmo não tem um fundador nem um deus único. As montanhas, os rios, os oceanos, os animais, as árvores e as flores são todos eles deuses e, junto com as pessoas, elementos de um único universo unificado. A alma do xintoísmo é a harmonia. Na natureza, nada é inferior ou superior. Todas as coisas têm o seu papel e a sua responsabilidade, e uma parte do universo serve a todas as outras partes sendo simplesmente quem ou o que é.

Talvez a natureza bela e abundante do Japão tenha algo a ver com o surgimento desse conceito religioso. Com a beleza, as cores, os sons e os aromas das quatro estações, os japoneses ficaram sensíveis à natureza à sua volta, o que lhes possibilitou a visão de múltiplos deuses na natureza e levou à formação de uma cultura que promove a riqueza e o caráter sagrado da vibração.

Quando a oração toca a água

As orações xintoístas chamadas *norito* têm o propósito de criar vibração, o nosso elo de ligação com o sagrado. Eu já mencionei em meus livros que o hado de um certo tipo de voz pode ter o mesmo efeito de cura de uma oração. Já fiz muitas experiências sobre os efeitos das orações sobre a água de locais como o lago Biwa (o maior lago do Japão), o lago de Lucerna, na Suíça; as margens do lago Zurich; as Bahamas e outras partes do mundo. Em todos esses casos, verificou-se uma diferença gritante nos cristais feitos com a água coletada antes da oração e com a coletada depois da oração, cujos cristais eram sempre de uma beleza gloriosa.

As palavras pronunciadas com um coração reverente tomam a forma do hado e levam à criação de um novo mundo. O nosso mundo se transforma quando as coisas são criadas de um jeito totalmente diferente. A oração xintoísta não é uma oração feita para um único deus, mas para uma miríade de criaturas sagradas. O que eu quero dizer com miríade de criaturas sagradas? Da perspectiva do hado, é possível fazer uma idéia do que isso significa.

Considere o fato de que existem alguns sons perceptíveis ao ouvido humano e outros imperceptíveis. O ouvido humano não escuta freqüências acima de 20 kilohertz, mas existem certas freqüências que são mais altas do que isso e são chamadas ultra-sons. O mesmo conceito se aplica à luz. O espectro de luz visível ao olho humano tem ondas eletromagnéticas de 380 a

780 nanômetros, e qualquer coisa acima disso não é detectável. Mas existem ondas eletromagnéticas acima de 780 nanômetros.

Esse princípio se aplica a todos os sentidos – ou seja, o que percebemos com os nossos sentidos é apenas uma pequena parte do nosso mundo. Para não se chocar contra as paredes das cavernas, o morcego, uma criatura praticamente cega, usa um sistema de ultra-som que o ouvido humano não pode detectar. Um cão pode distinguir odores que estão além do olfato humano. Muitos animais têm capacidades quase sobrenaturais.

À luz desses fatos, não seria um exagero dizer que existem tipos de consciência e formas de vida que estão além do alcance dos sentidos. Talvez não seja tão estranho acreditar na existência de uma consciência de freqüência superior, destituída de um corpo físico como o nosso. Se um ser como esse existir, suspeito que possa existir também um universo paralelo ao nosso.

Quando uma vibração é duplicada, pode-se criar um novo conjunto de sons numa oitava superior. E cada vez que a vibração é duplicada, sobe-se uma oitava, até que se chegue num conjunto de sons fora do alcance do ouvido humano.

Do mesmo modo, as rochas, a grama, os animais e as pessoas vibram na sua própria freqüência e em oitavas com as quais sintonizamos. Por isso não seria difícil presumir a existência de uma freqüência equivalente em oitavas que estão além da nossa sensibilidade. Dentro dessa linha de raciocínio, poderíamos sugerir uma descrição dos deuses de toda a criação. Talvez possamos formar um elo entre nós e um ser superior. O método de que estou falando, evidentemente, é a oração.

A nossa consciência cotidiana

Não conheço pessoalmente ninguém que tenha visto o rosto de uma divindade, embora eu saiba que existem pessoas que afirmam ter passado por essa experiência. Tudo o que podemos fazer é juntar provas e examiná-las. Com base nos princípios do hado, eu acredito que seja possível fazer grandes avanços nesse sentido.

Se examinarmos qualquer cultura – antiga ou moderna –, veremos que todas as pessoas têm o seu próprio conceito de divindade. Geneticistas, físicos e outros cientistas que realizaram pesquisas avançadas em seus campos ficaram maravilhados com a magnificência e a ordem da natureza e se convenceram de que existe uma mão invisível atuando na criação. O meu próprio caminho rumo a esse entendimento me foi revelado por meio dos cristais de água. A água me mostrou de um modo muito real como a oração pode mudar o mundo.

Nenhuma religião conseguiu direitos exclusivos sobre o poder da oração. Não importa quem somos, todos temos capacidade para usufruir desse poder assombroso e surpreendente. Depois que chega a essa conclusão, tudo o que você quer é ajudar as outras pessoas a perceber isso também. Cada vez mais pessoas estão fazendo essa constatação e isso pode resultar num futuro ainda mais brilhante para a humanidade.

Nas minhas apresentações, eu sempre digo que tenho uma outra interpretação para a teoria da relatividade de Einstein, representada pela fórmula $E=mc^2$: c representa a consciência; m representa a massa (o número de pessoas). Quando o número de pessoas que despertaram a consciência tiver um forte desejo de transformar este mundo num lugar melhor, o resultado será um crescimento exponencial de E, ou energia.

Já mencionei neste livro o professor Hideo Higa, que desenvolveu um microorganismo único que ele chamou de EM. Ele me explicou que, no mundo dos microorganismos, 10% deles são nocivos. Mas existem também 10% que são benéficos. Quanto aos outros 80%, explica ele, é preciso esperar para ver. Eles esperam para saber quais se revelarão mais fortes, os benéficos ou os nocivos, e então se juntam a esse grupo.

Eu descobri que existe uma correlação entre esse conceito e a sociedade humana. Na nossa sociedade, existem pessoas, por volta de 10%, que ouvem o chamado para fazer deste mundo um lugar melhor e têm capacidade para tanto. Mas muitas dessas pessoas ainda não tomaram consciência desse seu destino. Eu tenho certeza de que quando um número cada vez maior de pessoas despertarem e começarem a dirigir a sua consciência para a prece e para a ação, a grande maioria da população – por volta de 80% – se juntará a elas.

A água dentro de nós

Estamos no século XXI e continua havendo derramamento de sangue. Especialmente dolorosos são os conflitos entre a Palestina e Israel. Quantas vidas serão perdidas nessa batalha étnica e nessa guerra santa? Sem o final desse horrendo conflito é difícil imaginar um futuro de paz para qualquer um de nós. Mas é como se o ódio e a aversão mútua, que já duram séculos, tivessem aos poucos impregnado o próprio DNA desses povos.

Eu estava um dia pensando nisso quando percebi o estreito relacionamento entre o DNA e a água. O DNA consiste em duas cadeias numa espiral formada por uma ponte de hidrogênio. A consciência dos nossos ancestrais é passada de geração em geração por meio do sangue – a *água* que circula pelo nosso corpo. E a água que flui pelo corpo dos judeus e dos palestinos vem, em sua maior parte, do rio Jordão. Esse rio corta a Palestina de norte a sul e liga o mar da Galiléia ao mar Morto, formando a fronteira ocidental desse país. Ao longo do seu curso, ele provê grande parte da água necessária à vida na região.

O poder da oração é capaz de cruzar grandes distâncias do espaço/tempo. Por meio das fotografias dos cristais, eu tenho me empenhado para ajudar pessoas do mundo todo a entender o poder da oração e a maravilha que ela é, e tenho estimulado pessoas de todos os lugares a rezar pela paz mundial. Decidi que pediria às pessoas para se reunir numa data preestabelecida para irradiar hado de amor e paz para o mar da Galiléia, que flui na direção do rio Jordão. As pessoas que bebem dessa água receberiam esse hado e o corpo delas seria inundado com essa maravilhosa energia. Dá para imaginar o que isso poderia fazer pela paz?

Antes de definir a data, eu descobri algo surpreendente. O outro nome do mar da Galiléia é lago Kinneret, e *kinneret*, em hebraico, significa *harpa* – o formato do mar da Galiléia. Acontece que o nome do lago Biwa também deriva da palavra *biwa* do japonês que designa um instrumento parecido com a harpa. Será que essa semelhança é mais do que uma simples coincidência?

Eu decidi que o dia da oração seria 25 de julho de 2003. Como já mencionei no Capítulo 2, esse dia é muito importante no calendário de treze meses usado pelos maias. Ele é chamado "dia fora do tempo", o dia extra do calendário maia.

Mesmo nestes tempos modernos, pode ser que tenhamos esse dia enterrado dentro de nós. Eu pretendo me empenhar para fazer dessa data o dia internacional da oração para expressar amor e gratidão pela água.

Um ano antes do dia estabelecido para irradiar hado para o mar da Galiléia, criei o que chamei de Projeto de Amor e Gratidão à Água. Tratava-se de um projeto cujo objetivo era unir as almas das pessoas do mundo todo e elevar a consciência, no dia 25 de julho de 2003.

A minha primeira providência seria expandir o círculo de pessoas dispostas a participar da oração. Eu pedi a todas as pessoas que eu conhecia para fazer o seguinte: no dia 25 de cada mês, às 7:25 da manhã ou da noite, olhar a água e expressar o seu amor e gratidão por ela. As pessoas podiam fazer isso em qualquer lugar, como na cozinha ou no quarto de dormir. Um copo d'água seria suficiente. Elas deviam dizer suavemente à água, "Adoro você" e "Obrigado". Ao fazer isso, deveriam imaginar o poder do amor e da gratidão saindo delas e fluindo para toda a água do mundo.

Toda porção de água, até mesmo um copo d'água, está ligada a toda a água deste mundo. O hado de amor e gratidão irradiado seria como uma corrente de luz fulgurante dourada e prateada na água, que fluiriam pelo mundo todo, até cobri-lo de luz. O resultado seria um testemunho da cura e da harmonização do planeta.

A água carrega em si os nossos pensamentos e as nossas orações. E como nós mesmos somos água, não importa onde estamos, as nossas orações são levadas para o resto do mundo.

Portanto, ore. Ore pelas vítimas das guerras e das disputas sem sentido por terra; ore pelas crianças órfãs, pelos enfermos e pelos acamados. Há muito que você pode fazer daqui por diante e até mesmo neste exato momento.

Lembro-me do sonho horrível que eu tive tantas vezes na infância. Ele não era um aviso de que eu estava destinado a testemunhar o fim da raça humana. Ele me mostrava o que eu deveria fazer na minha vida. Essa lição, no entanto, não era apenas para mim. Era também para você e para todos que lerem este livro: encha a sua alma com amor e gratidão. Ore pelo planeta. Espalhe a mensagem do amor. E siga o fluxo da vida.

EPÍLOGO

Estamos agora nos aproximando do fim desta jornada pela água, que empreendemos juntos. Que descobertas você fez ao longo do caminho? A água tem uma vida secreta. Ela nos mostra como alcançar a felicidade. Ela revela o significado do amor pela natureza. Ela nos mostra o caminho que a humanidade tem de seguir para encontrar as respostas que procura.

Água é vida

O professor de biofísica James Lovelock é o autor da Teoria de Gaia, segundo a qual o planeta Terra é um organismo vivo, um sistema ativo capaz de regular o meio ambiente na crosta, de modo a tornar a vida possível. O volume de oxigênio na atmosfera é de praticamente 20%, não importa aonde você vá. A vida vegetal produz oxigênio por meio da fotossíntese e os animais expiram gás carbônico. A atmosfera mantém a temperatura dentro de uma certa média. Portanto, mesmo quando as estações mudam, conseguimos manter o nosso corpo numa temperatura razoavelmente constante. Dizem que já se passaram 3,5 milhões de anos desde o surgimento da vida e, embora o Sol possa estar se resfriando gradativamente, a temperatura na Terra tem mantido uma variação que faz com que a vida seja possível. Este mundo opera num perfeito equilíbrio.

De fato, o nosso planeta é como uma forma de vida. E o que dá vida a ele? A água, é claro. É ela que faz com que as plantas cresçam, produzam oxigênio e sustentem a vida. Mas todos nós sabemos que esse equilíbrio da vida está, a cada dia que passa, correndo mais riscos. Nós estamos interferindo até mesmo no equilíbrio da atmosfera.

Água é beleza

A longa jornada da água começou quando ela chegou neste planeta na forma de cristais de gelo, vindos dos confins do universo. Da água se originaram todas as formas de vida que agora cobrem a superfície do planeta. E nesse ponto surgiu a civilização humana e a vida de cada indivíduo.

Da água emana tudo o que é belo: a grandiosidade multicolor da natureza, as campinas verdejantes, os pingos sedosos de chuva, as nuvens que filtram a luz dourada do Sol, os céus repletos de arco-íris e o vasto oceano, que fica mais azul à medida que se aprofunda. Raios de sol dançam na superfície, refletindo as plantas e os corais submersos. Peixes de todas as cores nadam em cardumes que se expandem e se contraem como num passe de mágica. Isso tudo é arte, uma grande performance, das mais belas.

E então vêm os cristais de água. Como pérolas da mais perfeita pureza, delicadamente esculpidas pela natureza – como grandiosos candelabros.

A obra da natureza está muito além das aspirações dos mais talentosos artistas. E o mais espantoso é que nela nada acontece por acaso. Tudo é resultado de uma intenção muito bem definida, de um grande plano. Sua criação requer um nível de intenção e de determinação que não podemos compreender, muito menos imitar.

Então, devemos perguntar, trata-se da intenção, do plano, de quem? Kazuo Murakami, professor emérito da Universidade de Tsukuba, no Japão, costumava se referir a isso como "algo grandioso". Trata-se de uma existência que deixou a sua assinatura em cada uma dos sessenta trilhões de células do nosso corpo, cada uma delas contendo informação genética para encher milhares de livros de milhares de páginas. É esse "algo grandioso" que deu ordem ao universo e o mantém assim.

Foi por meio dessa consciência que a água foi trazida para o nosso planeta. Ela foi trazida para a Terra para criar beleza.

A água é um espelho

A água reflete a alma humana. Se você disser à água, "Muito obrigado", em troca ela formará lindos cristais cheios de gratidão. Se o coração das pessoas que vivem neste planeta estiver contaminado, o mesmo acontecerá com a Terra.

Resta muito pouca água pura no planeta – apenas 3% de toda a água é pura –, e as reservas da água usada pelo ser humano está caindo a níveis alarmantes. De toda a água da Terra, o volume que cai do céu e corre para os oceanos é incrivelmente pequeno. Quase toda a água do mundo é salgada, enquanto a maior parte da água potável está congelada no topo das montanhas mais altas. Comparada a toda água que corre para o mar, a quantidade disponível para o uso representa uma pequenina fração, em torno de 1/10.000 de toda a água do planeta.

A perspectiva da raça humana parece ficar cada dia mais lúgubre, a população está crescendo numa velocidade assustadora e até os lençóis subterrâneos, o nosso último recurso, já estão poluídos. A poluição da água é a poluição da nossa própria alma, e, a menos que a nossa consciência mude, nunca conseguiremos fazer com que a água volte a ser o que era.

Água é oração
A água chega a este planeta como uma resposta às nossas orações, e esse processo continua em curso mesmo nos dias de hoje. Que orações?, você pode perguntar. As orações para que a vida nasça, respire e crie raízes. As orações para que a natureza prospere, expanda-se e crie o que os povos nativos chamam de "ciclo da vida". As orações para que a inteligência surja e civilizações se formem para proteger a Terra e espalhar amor e gratidão.

Por que você acha que se formam cristais tão espetaculares quando se diz para a água: "Amor e gratidão"? Porque essas palavras são uma forma de oração. Quando algo em harmonia com os princípios da natureza interage com a água, o resultado é a formação de belos cristais. Isso porque a própria natureza é o resultado de uma oração. E a oração é também a verdadeira natureza dos seres humanos. Todas as raças que existem ou existiram sobre a Terra conhecem a oração. Mesmo nos dias de hoje, quando a ciência reina suprema, nós ainda

EPÍLOGO

oramos. Qual o coração que não faz uma oração diante de uma criança doente ou quando um ente querido está distante?

A água nos foi dada em resposta às nossas orações pela vida, pela evolução, e por isso os seres humanos podem olhar para a água e lhe oferecer as suas orações. Os seres humanos são, em sua essência, cristais que se formaram sobre a Terra. E é por isso que temos a responsabilidade de proteger este planeta preservando a nossa água. O primeiro passo que podemos dar com relação a isso é fazer com que a oração volte a fazer parte do nosso dia-a-dia. Eu lhe ofereço agora um poema sobre a água:

*Você é água e a sabedoria da água
  você conhece.
Então simplesmente deixe-se fluir,
E o seu assombro só fará crescer...*

*A sua alma irá além dos mares,
Com harmonia sobre orações de paz...*

*Sem nunca parar, sem nunca hesitar,
com valentia a água flui...*

*Ousada e brilhante rumo ao cosmos,
pois a água sabe.*

Água de nascente e água de represa

Nós descemos o rio Kumano para colher amostras em diferentes pontos do ciclo das águas. Na extremidade sul da ilha Honshu, no Japão, a península Kii e as montanhas Kumano se projetam mar adentro. Dessa terra onde, segundo o folclore japonês, vivem os deuses da natureza, nós coletamos água e dela produzimos cristais.

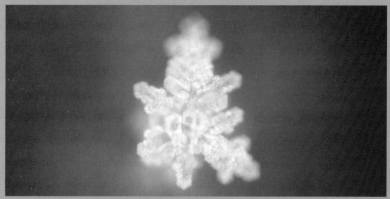

Gota de orvalho sobre um bambu baixo e estriado às margens de uma trilha na montanha

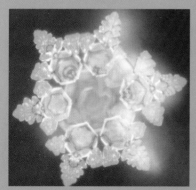 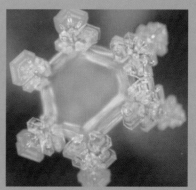

Água de nascente do sopé de uma montanha   Água fluindo para um rio

Começamos a nossa jornada a uma altitude de 1.800 metros e coletamos água de uma folha de bambu baixo e estriado. Essas gotas de água acabam caindo no chão e formando cursos d'água que desembocam nos rios.

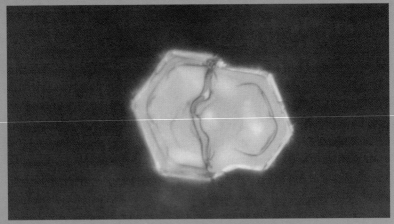

Água de uma represa

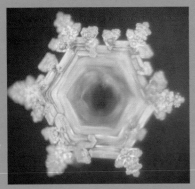

Curso d'água desembocando num rio

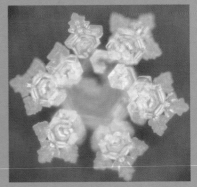

Água a um quilômetro da represa

Falta impulso aos cristais formados a partir da água da represa. No entanto, um quilômetro além, torna-se possível a formação de lindos cristais. O curso d'água acaba desembocando no rio principal.

Um rio de água corrente e águas represadas
Na margem do mar Ariake onde o rio Honmyo desemboca, na baía de Isahaya, um projeto de restauração de terras está sendo efetuado, a despeito dos protestos dos moradores locais. Nós coletamos água do rio desde a nascente até a área do projeto.

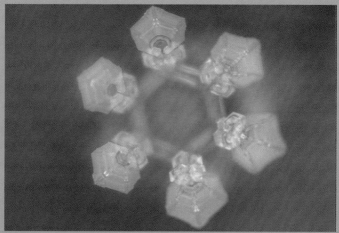
Na nascente do rio

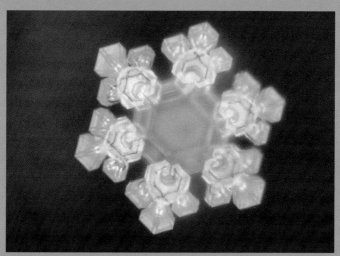
Braços do rio nas montanhas

Perto da nascente, a água cria um cristal quase transparente e nos braços do rio localizados nas montanhas a água formou um cristal de tirar o fôlego.

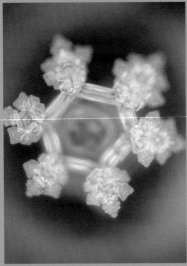
Água que atravessa a cidade

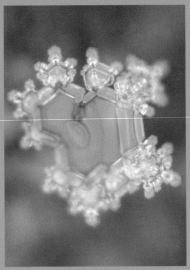
Água um pouco antes de chegar na baía

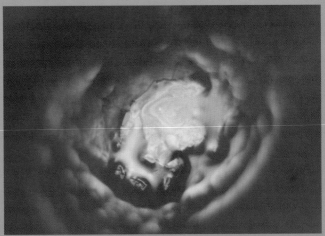
Lagoa de uma região incorporada a um projeto de recuperação de terras

À medida que a água flui corrente abaixo, ela fica poluída, tornando difícil ou até impossível a formação de cristais. Se a água é bloqueada ou desviada, como numa região de recuperação de terras, ela se torna lamacenta e os cristais têm uma aparência calamitosa. Quando a água não flui, ela morre.

Três facetas de um rio

O rio Fuji atravessa uma planície no sopé do monte Fuji. As águas da cabeceira do rio, do trecho mediano e das proximidades da desembocadura formaram cristais.

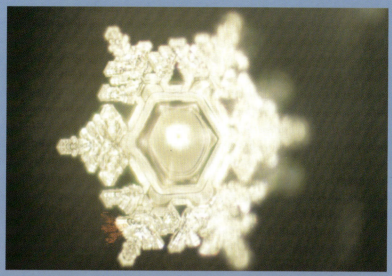

Rio acima (cristal da água da nascente)

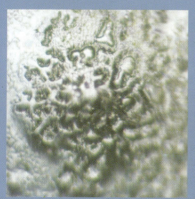

Cristal do trecho mediano do rio

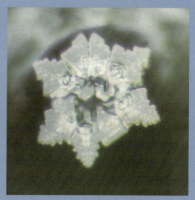

Cristal da parte mais baixa do rio

A água da nascente localizada no alto da montanha forma cristais que parecem uma bela pérola. No meio do caminho, onde o rio atravessa a zona rural, a água forma um cristal deformado. Perto da desembocadura, o rio está mais limpo.

A água japonesa coletada em vários locais diferentes
A diferença entre os cristais formados com a água da cidade e com água de nascentes, cachoeiras, lagos e rios é profunda.

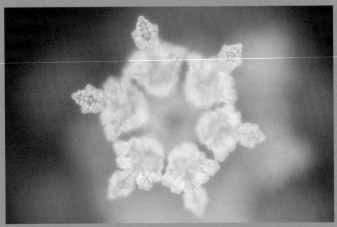

Cachoeira de Doryuonotaki, na prefeitura de Yamanashi

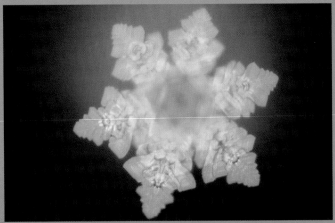

Lago Towada, em Tohoku

A cachoeira de Doryuonotaki fica próxima ao rio Fuji. A água ali coletada resultou num cristal muito bem formado. As águas do lago Towada, no norte do Japão, apresentam um certo grau de poluição, mas os cristais têm linhas relativamente harmoniosas.

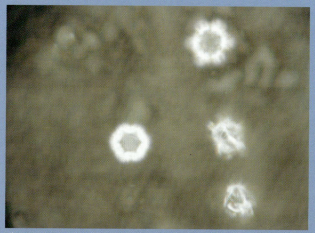

Água da fonte Hotarunosato, na prefeitura de Niigata

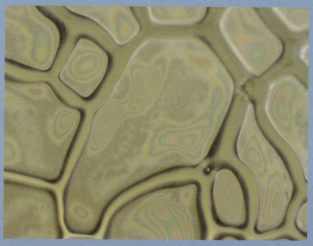

Rio Sumida, em Tóquio

O cristal de Hotarunosato, que significa "lar das libélulas", deu origem, como se podia esperar, a cristais diminutos parecidos com luzinhas. O rio Sumida, um dos principais rios de Tóquio, está mais limpo hoje do que já esteve durante anos, mas as suas águas não são suficientemente cristalinas para formar um cristal.

Cristais formados a partir da água exposta a fotos da natureza
Fotografamos os cristais formados pela água exposta a fotos de florestas e de outros cenários naturais.

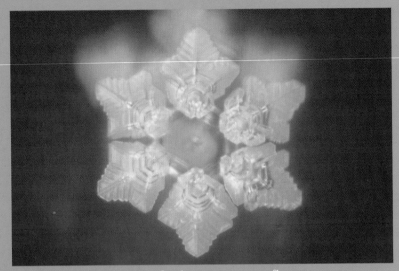

Fotografia de cerejeiras em flor

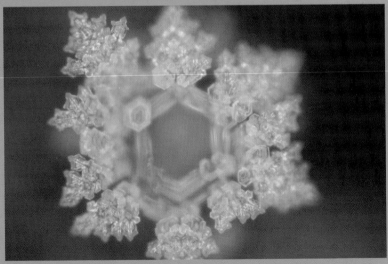

Fotografia de uma for de lótus

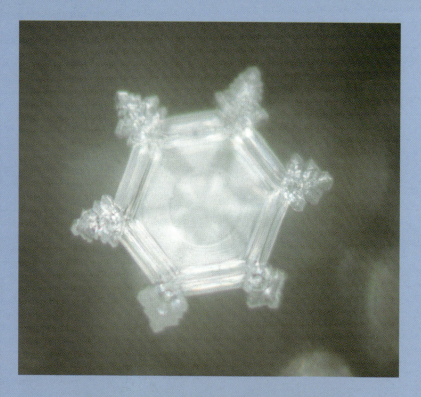

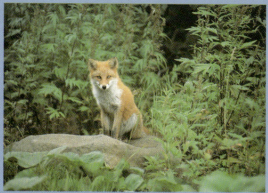

A água foi exposta à foto de uma raposa em meio a uma vegetação luxuriante. O resultado foi um cristal brilhante e anguloso, embora um pouco melancólico.

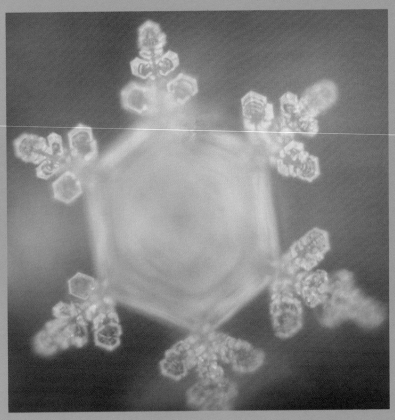

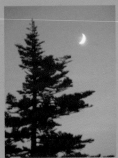

A fotografia era da silhueta de uma árvore contra o céu do crepúsculo, iluminado pela lua crescente. O cristal original que se fomou parece imitar o formato da árvore.

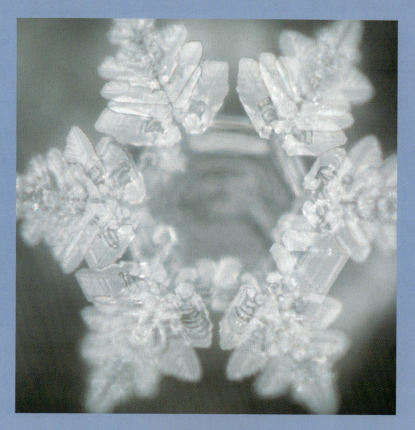

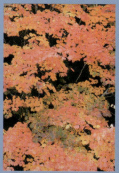

As folhas de cor viva do outono, mostradas na fotografia, criaram um cristal que parece formado por folhas prestes a cair das árvores.

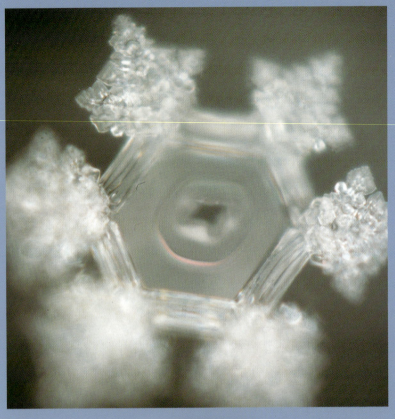
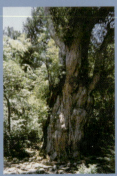

Esta fotografia de uma velha árvore da ilha de Yakushima
resultou num cristal grande e original que parece cheio de vida.

Cristais formados a partir da água exposta ao nome de várias religiões

Expusemos a água ao nome das cinco principais religiões do mundo. O que você esperaria?

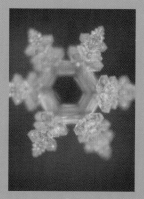

Budismo

O Budismo é a única religião que resultou num cristal vazado. Talvez seja uma indicação do caminho para a vida após a morte, segundo os ensinamentos do Budismo acerca da reencarnação. Trata-se de um cristal muito belo e bem-feito.

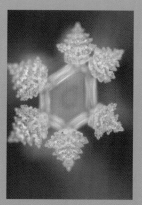

Cristianismo

As pontas desse cristal se parecem com pinheiros de Natal. Os seus belos detalhes e formato delicado lembram os ornamentos religiosos das igrejas da Idade Média.

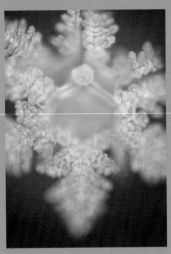

Judaísmo
Dizem que os mandamentos do Judaísmo são muito rígidos, mas esse cristal é certamente magnífico e não parece ter nada que o restrinja. As camadas sobrepostas do cristal também são incomparáveis.

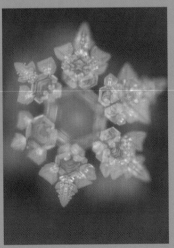

Islamismo
O nome dessa religião também resultou num belíssimo cristal, talvez uma indicação da sua doutrina abrangente.

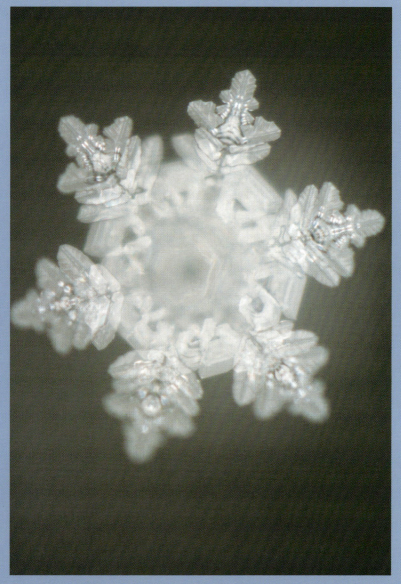

Hinduísmo
Este cristal hexagonal é quase geometricamente perfeito, como a imagem vista através de um caleidoscópio.

O poder da cura é o poder da vida
Nós testamos o Microorganismo Eficaz (*Effective Microorganism* – EM), um microorganismo patenteado que está sendo promovido no Japão em vários produtos e que tem a capacidade de purificar o meio ambiente, junto com essências florais e óleos aromáticos.

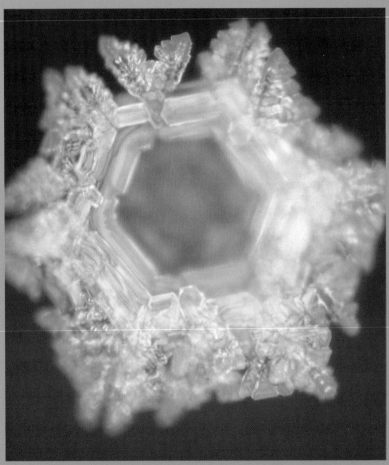

Água acrescida de EM

O EM é feito de um microorganismo benéfico ao meio ambiente e à saúde. Bastou diluir algumas gotas na água para obtermos um cristal cheio de vitalidade.

Essências florais de Findhorn

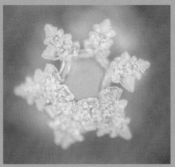

Flor do tojo

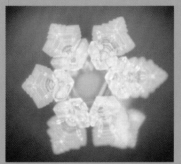

Prímula escocesa

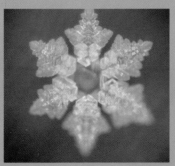

Cerejeira em flor

Estas são as fotografias feitas a partir da vibração das flores. Todos esses cristais lembram belíssimas flores. Os cristais de delicados detalhes parecem ter um efeito terapêutico.

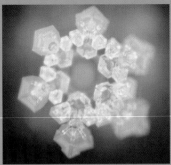
Coucelo de Iona

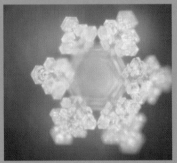
Flor de valeriana

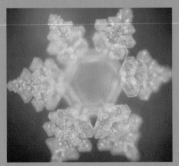
Flor de sabugueiro

Todos esses cristais têm uma encantadora beleza. Basta olhar para essas fotos para sentir a nossa mente e o nosso corpo se curando.

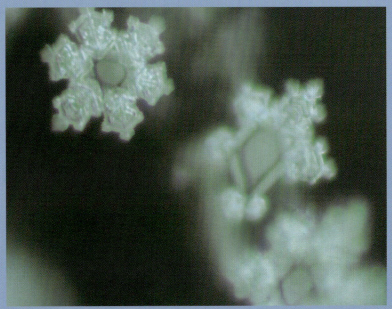
As vibrações do óleo aromático refletidas na água

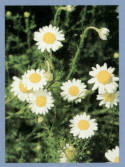
Camomila

As vibrações do óleo aromático foram transferidas para a água por meio de um dispositivo que transmite hado. O resultado foi um cristal quase idêntico à flor.

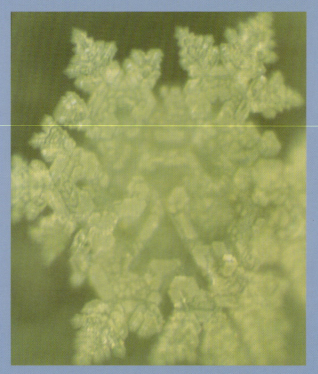

Erva-doce

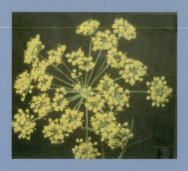

Este cristal foi influenciado pela essência floral de erva-doce. Como flores flutuando na água, esse cristal é uma brilhante representação da flor.

Amor e obrigado em três línguas diferentes
Os cristais formados quando a água é exposta a palavras como "Amor e obrigado" parecem expressar tudo o que é belo neste mundo. Nós comparamos os resultados em inglês, alemão e japonês.

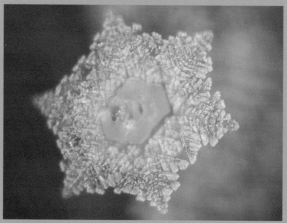
Amor e obrigado (inglês)

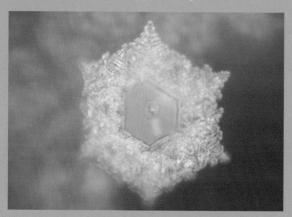
Amor e obrigado (alemão)

Os dois cristais se mostram quase idênticos. Talvez isso indique que amor e obrigado tenham a mesma vibração na matéria e na linguagem. São palavras que podem ser entendidas por todos em todo o mundo.

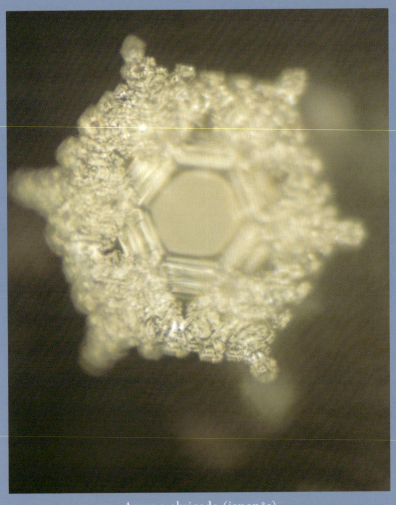

Amor e obrigado (japonês)

Tudo começa e acaba com "amor e obrigado". Não seria maravilhoso viver cada dia com a beleza desse cristal no coração?

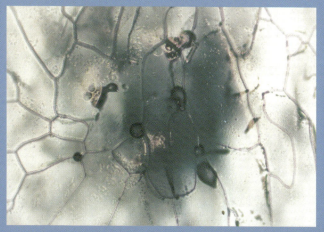

Água de chuva de Tokorozawa, no Japão, três anos antes de ser noticiada a emissão de dioxina nessa região, no subúrbio de Tóquio.

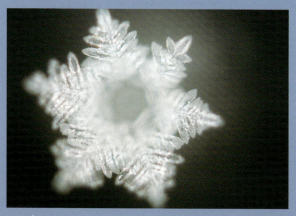

Água da chuva de Tokorozawa, atualmente

Como fica evidente por esta foto mais recente, graças ao esforço dos moradores para limpar e valorizar a região, a água da chuva mudou.

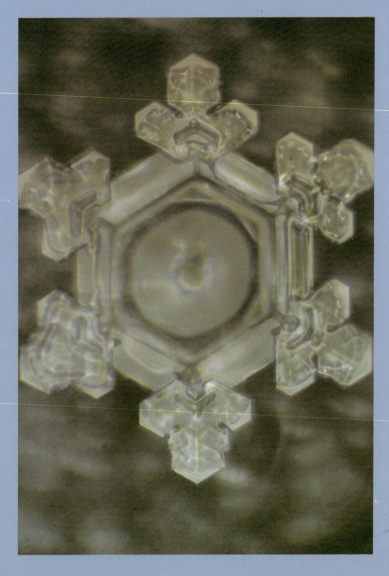

"O nosso muito obrigado a todos os leitores"